成人 ECMO
临床护理实践手册

Clinical Nursing Practice Manual for Adult ECMO

主　编◎方振红　　陈蓓蓓　　涂文怡

ZHEJIANG UNIVERSITY PRESS
浙江大学出版社
·杭州·

图书在版编目（CIP）数据

成人ECMO临床护理实践手册 / 方振红，陈蓓蓓，涂
文怡主编 . — 杭州：浙江大学出版社，2023.12（2025.2重印）
　ISBN 978-7-308-24431-2

　Ⅰ . ①成… Ⅱ . ①方… ②陈… ③涂… Ⅲ . ①体外循
环—护理—手册 Ⅳ . ①R473.6-62

　中国国家版本馆CIP数据核字（2023）第217088号

成人ECMO临床护理实践手册

方振红　陈蓓蓓　涂文怡　主编

责任编辑	金　蕾
责任校对	张凌静
封面设计	黄晓意
出版发行	浙江大学出版社
	（杭州市天目山路148号　邮政编码310007）
	（https://www.zjupress.com）
排　　版	杭州晨特广告有限公司
印　　刷	杭州宏雅印刷有限公司
开　　本	889mm×1194mm　1/16
印　　张	12.50
字　　数	251千
版 印 次	2023年12月第1版　2025年2月第2次印刷
书　　号	ISBN 978-7-308-24431-2
定　　价	122.00元

《成人ECMO临床护理实践手册》
编委会

主　　编　　方振红　　陈蓓蓓　　涂文怡

副 主 编　　董为华　　郑　静　　温秋宝　　李文玉

编　　委（按姓氏笔画排序）：

叶　丹　　刘庆华　　豆　娟　　林晓微

金　枝　　黄小芳　　曹艳君　　温伟伟

蓝正君

绘　　图（按姓氏笔画排序）：

吴梦瑶　　陈千千　　蔡茹慧

特别顾问　　谢强丽

序 *FORWORD*

　　严重的呼吸/循环衰竭是危及人民生命的疾患，利用机械装置，对其进行较长时间的人工生命支持目前已不是梦想。

　　在当今医疗科技快速发展的时代，体外膜肺氧合（extracorporeal membrane oxygenation，ECMO）方法已成为一种具有革命性的生命支持方法，为重症患者提供了新的生存希望。ECMO是一种能够暂时替代心脏和肺部分功能的体外生命支持系统，其原理是将患者的血液引流出体外，通过氧合器进行氧合和排出二氧化碳，然后再将氧合血液输回患者的体内。ECMO作为重症患者抢救的一个环节，作为机体循环支持的桥梁，一方面，帮助患者度过呼吸或循环衰竭的危险期，在治疗某些可逆性疾病如重症心肌炎、肺栓塞、严重的急性呼吸窘迫综合征等时为患者提供足够的时间进行自我恢复；另一方面，对不可逆疾病所致的呼吸循环衰竭，ECMO成为他们生命延续的保障，为下一步实施心脏辅助或心脏移植提供了强有力的暂时生命支持。此外，随着ECMO技术的进展，它为一些复杂的手术，如高风险经皮主动脉瓣置换手术、高难度冠脉介入手术，提供了围手术期的安全保障，使得在这些手术过程中，最大限度地降低患者血流动力学崩溃的风险。

　　ECMO的实施需要多学科的协作和配合，包括麻醉、插管、体外循环、影像、介入、手术、重症等学科的参与，但无论实施ECMO到哪一个环节，护理工作都是不可或缺且至关重要的。ECMO的实施是一项极其复杂和专业的任务，需要医护人员具备高度的专业技能和敏锐的观察力，它直接关系到患者的生命安全和治疗效果。ECMO护理的要点包括：

　　1.保持管道通畅：确保ECMO管道的通畅，避免异位、打折、扭曲和堵塞等情况发生，防止血流受阻或血栓形成。

　　2.强化感染管理：在实施ECMO的过程中，应严格遵守无菌操作的原则，落实集束化策略以防止感染等并发症的发生。

　　3.监测血流动力学：对患者的血流动力学进行监测，包括血压、心率和心输出量等指标，以评估ECMO的治疗效果和患者的病情变化。

4.预防血栓形成:在ECMO治疗的过程中,应采取措施预防血栓的形成,如抗凝治疗、定时冲洗管道等。

5.营养支持:对患者进行营养支持,以满足患者在治疗过程中的能量需求。

6.心理护理:对患者进行心理护理,帮助患者及其家属缓解焦虑、紧张等不良情绪,以增强患者的治疗信心和配合度。

7.合并更多支持时的复杂护理操作:除上述护理的注意点之外,在ECMO实施过程中常合并其他的一些脏器支持操作,如连续肾脏替代治疗或血液灌流,如何将两者串联实施,以及操作过程中的要点,都是护理工作的难点和要点。要求护理人员在护理工作中更加综合化、精准化以及细化标准。

8.突发事件的防范和应对:在ECMO实施过程中存在较多的风险和隐患,甚至是严重影响生命的,因此要积极地做好充分的预防和应急准备,保障安全。

此外,近年来,我们中心越来越多地开展清醒ECMO。清醒ECMO大大减少了镇静药物带来的血压波动,降低了气管插管给患者带来的感染风险,增加了患者的舒适度,降低了谵妄发生风险。但清醒ECMO给护理团队带来了更高的要求和挑战。

本书针对上述提出的护理关键点、难点及要点,将从临床实践的角度出发,详细介绍了ECMO的操作流程、护理要点、并发症及突发事件的预防与处理等内容,为ECMO的护理提供借鉴。同时,我们结合本中心大量的临床真实案例,帮助读者更好地理解和应用ECMO技术,帮助医护人员更好地掌握ECMO的管理,以提高患者的生存率。

黄伟剑

温州医科大学附属第一医院心脏诊疗中心主任

中华医学会心电生理和起搏分会委员会委员

中国医师协会心律学专业委员会常委

中国生物医学工程学会心律分会副主任委员

中华医学会心电生理和起搏分会心脏起搏学组副组长

完成全球首部《希氏-浦肯野系统起搏中国专家共识》的撰写

参与2018年希氏束起搏国际专家共识的撰写

参与2023年生理性起搏国际指南的撰写

2023年11月

前 言 *PREFACE*

体外膜肺氧合(extracorporeal membrane oxygenation,ECMO)是一种对呼吸和/或心脏衰竭患者的生命支持技术。随着禽流感和新冠病毒感染的全球流行,ECMO在临床上得到更多的应用和推广,一部分危重患者从中获益而得以幸运地存活下来,从而打开了救治危重患者的新领域。

本书的内容由长期从事危重症领域的护理团队按理论—实践—理论的过程呈现,共有16章。本书的目的是帮助临床护理人员在对ECMO管理的过程中作出符合个体化的评估和对操作流程进行规范以及对风险预警进行管理,旨在进一步促进该项生命支持技术的应用,从而优化管理过程、降低并发症,使危重患者在使用ECMO的时候获益更大。

然而,管理ECMO是一个非常复杂且涉及多个学科的高风险的过程,影响因素众多,遵守某一个指导方案并不能保证有成功的结果。最终,医疗团队必须在尊重患者及其家属的基础上,依据患者所呈现的所有情况以及已知的临床变异,利用专业的知识和技能,在疾病—个体的过程中来做决策。

致敬每一位坚守在临床重症一线的医疗工作者,并且在实施ECMO的过程中秉承敬畏、内省、创新的精神继续前行。限于编者的水平,书中如有不妥之处,恳请同仁指正。

编 者

2023 年 11 月

目 录 *CONTENTS*

第一章 ECMO 概述

第一节　ECMO 的原理

体外膜肺氧合(extracorporeal membrane oxygenation,ECMO),又被称为体外生命支持(extracorporeal life support,ECLS),由人工心肺机演变而来。它能暂时替代患者的心脏和肺,在患者发生呼吸衰竭、心搏骤停等情况下减轻其心肺负担,为医护人员争取更多的救治时间,因此也被视作重症监护病房(intensive care unit,ICU)里的"终极武器"。其原理是将体内的静脉血引出体外,经过由特殊材质制成的人工心肺旁路氧合后注入患者的动脉或静脉系统,起到替代部分心肺功能的作用,用以维持人体脏器组织的氧合血供。在ECMO期间,心脏和肺得到充分的休息,全身氧供和血流动力学处在相对稳定的状态。此时,膜肺氧合器可进行有效的二氧化碳排出和氧的摄取,驱动泵使血液周而复始地在机体内流动,为肺功能和心功能的恢复赢得宝贵的时间。该治疗为器官功能的恢复或过渡到长期使用辅助设备及器官移植架起了一座桥梁。图1-1-1为ECMO的工作原理。

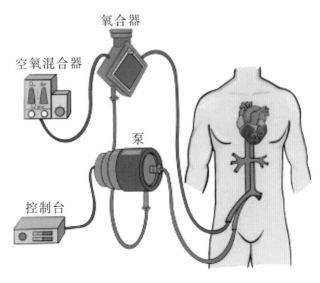

图 1-1-1　ECMO 的工作原理

ECMO的工作模式主要分为两种,即V-V(静脉-静脉)转流和V-A(静脉-动脉)转流。依据以上两种结构,ECMO可用于呼吸功能支持、循环功能支持或两者同时支持。

·V-V转流:将静脉血引出,氧合后,再将其泵入另一静脉。这种模式用在单纯肺功能受损而心脏功能正常的情况下。

·V-A转流:将静脉血引出,氧合后,再将其泵入动脉。这种模式同时替代心肺功能,可用在心脏和肺功能同时衰竭的情况下。

第二节　ECMO 的适应证

 一、V-A ECMO 的适应证

1.心搏骤停(体外心肺复苏)。

2.多种病因引起的心源性休克。

①急性心肌梗死;②急性心肌炎;③缺血性或非缺血性心肌病进展;④由肺栓塞引起的急性右室功能衰竭;⑤由肺部疾病导致的右室功能衰竭;⑥先天性心脏病进展;⑦心脏移植术后原发性移植物衰竭和急性同种异体移植物排斥反应;⑧过量服用心脏毒性药物;⑨脓毒性心肌病。

3.顽固性室速。

4.左室辅助装置期间有右心衰。

5.体外循环脱机失败。

 二、V-V ECMO 的适应证

1.由各种原因所致的,最佳药物治疗无效的严重的、急性的、可逆性的呼吸衰竭患者。病因包括急性呼吸窘迫综合征、支气管哮喘、肺栓塞、大气道阻塞、慢性阻塞性肺疾病急性加重。在不可逆疾病(如终末期肺疾病)的情况下,ECMO可作为肺移植的桥梁。

2.经过俯卧位治疗后,氧合指数(PaO_2/FiO_2)仍小于80mmHg的低氧性呼吸衰竭。

3.经过机械通气治疗后仍存在高碳酸血症($pH<7.25$)的呼吸衰竭(R 为 35 次/分 , $P_{plat}\leqslant$ 30cmH_2O)。

4.为肺移植进行的支持手段。

第三节　ECMO的禁忌证

对于需行ECMO的患者而言,绝大多数禁忌证都是相对禁忌证,是否行ECMO须权衡该项治疗可能存在的风险与患者的获益,从而最终做出决策。将昂贵的医疗资源错误地应用于患者身上,也是风险之一。

1.绝对禁忌证:①严重不可逆的、除心脏外的器官衰竭,影响存活(如严重缺氧性脑损伤或转移性肿瘤);②不考虑移植或长期心室辅助装置的、不可逆的心脏衰竭;③主动脉夹层。

2.相对禁忌证:①严重凝血障碍或存在抗凝禁忌证,如严重的肝损伤;②血管条件不允许(如严重的外周动脉疾病、极度肥胖、截肢等);③心脏术后依然合并不能矫治的先天和后天疾病者;④心肺复苏时间超过30min者。

第四节　ECMO项目启动

ECMO是一项限制性技术,为急性失代偿患者提供血流动力学和呼吸支持。这种极具侵入性的治疗技术在应用适当时可以挽救生命,但不适当地使用可能导致患者和家庭的痛苦不必要的延长以及有显著的成本与资源消耗。启动ECMO的决定及决定的时间是复杂的,从临床决策的时间线上,组建一个多学科的ECMO团队是非常有必要的,虽然启动ECMO伴随了一定的并发症风险并使用大量的资源,但延迟ECMO的启动有可能会导致进行性器官损伤和死亡风险的增加。

一、启动ECMO的决策

在过去的10年中,体外膜肺氧合(ECMO)的使用率有了巨大的增长。根据体外生命支持组织(Extracorporeal Life Support Organization,ELSO)的数据,2017年,国际上有超过9000例的ECMO病例,这不包括在未提交数据的ELSO中心进行的病例。除了这些报告的ECMO病例外,可能还有更多未使用ECMO的患者完成了ECMO会诊。因此,在所有的可能性中,每年有超过9000个启动ECMO的决策。我们要考虑这些决策是如何做出的,运用哪些方法可以帮助我们做出这些决策。

ECMO启动的决策建议由经验丰富的多学科团队和现有的中心指南共同做出。ECMO患者的护理涉及许多方面。一个多学科的ECMO团队是至关重要的。该团队可能包括重症监护医生、急诊医生、麻醉师、心脏病专家、外科医生、ECMO专家、药剂师、护理人员、呼吸治疗人员、康复团队和姑息治疗团队。在紧急情况下,或在无法有效地召集整个团队的情况下,召集关键人员也是有价值的。

(一)合理选择ECMO患者

在传统的认知上,启动成人ECMO决策时,现有的多数ECMO文献和数据关注更多的往往是患者的生存率(一般指的是出院前的生存率),另外还有许多与ECMO生存预测评分相关的研究。这些预测评分模型对于许多的ECMO中心确定ECMO的排除标准是非常有帮助的。

(二)应用生存预测评分模型

在过去几年中,已提出了几种风险评分来评估V-A ECMO患者的预后,对患者的死亡风险进行分层,以改进患者的选择。预测评分模型可能有助于做出重要决策,例如将ECMO分配给接受ECMO支持后更具有生存优势的患者。研究ECMO的临床适用性是否会受到个别因素的限制,以及如何在应用ECMO前进行预后评分,从而选择预期成功率高的患者以协助ECMO期间作出临床决策的过程,具有非常重大的临床意义。

1.RESP评分

呼吸体外膜肺存活预测(respiratory extracorporeal membrane oxygenation survival prediction,RESP)评分,即呼吸ECMO生存预测评分,是通过分析全世界2355例患者的12项进行ECMO支持之前的指标变量得到的。RESP评分已经得到了外部的验证,是通过与PRESERVE评分作比较进行的。PRESERVE评分也是一个预后预测评分模型,是通过对法国3个重症加强护理病房中140例ECMO治疗的患者的分析中得出的,具有良好的预测价值。ELSO将RESP评分上升至官方推荐的级别。该评分尤其适合评价高失败风险的急性呼吸窘迫综合征(acute respiratory distress syndrome,ARDS)患者,避免在这类患者中使用ECMO。RESP评分中每个变量都被分配一个数值,例如中枢神经系统功能障碍为-7,哮喘为11。总分数在-22~15。根据总评分,将患者置于从Ⅰ到Ⅴ中的某一个风险级别,每一个风险级别预测不同的住院存活率。较高的分数说明存活率较高。中枢神经系统功能障碍包括神经创伤、卒中、脑病、脑栓塞和癫痫。处于免疫抑制状态的有血液系统恶性肿瘤、实体肿瘤、实体器官移植、人免疫缺陷病毒感染和肝硬化。

2.SAVE评分

该风险评分亦可用于对V-A ECMO患者的死亡风险分层,并筛选合适的ECMO候选者。V-A ECMO后存活评分(survival after veno-arterial ECMO,SAVE评分)是基于ELSO的病例数据库进行的。该预测模型纳入的对象为3846例难治性心源性休克患者。ELSO提出推荐其用于预测该疾病患者的临床预后,为临床实践提供一定的参考价值。和

RESP评分一样,该模型被外部验证了10次以上。有学者将血乳酸水平和SAVE评分结合形成"改良SAVE评分",并在急诊科接受V-A ECMO支持的患者中推行运用,体现了更好的预后预测价值。

3.其 他

其他常用的还有简化急性生理评分Ⅱ(simplified acute physiology scores Ⅱ,SAPS评分Ⅱ)及年龄、肌酐和左室射血分数评分(age,creatinine and ejection fraction,ACEF评分)。尽管各项评分可以帮助预测体外膜肺氧合治疗的患者的生存率,但这些风险评分都有各自的局限,不应取代临床决策或成为是否使用ECMO唯一的决定因素。

(三)多学科决策

ECMO启动的时机是一项复杂的事件,需要多学科联合决策,专家评估的宗旨是患者能否从ECMO治疗中获益。多学科的ECMO团队一般由重症医生领导,由多个学科人员组成。ECMO团队缩短了发病至上机的时间,更重要的是患者可接受系统性治疗,通过对心脏、血管、肾脏进行系统性评估,减少因缺血或高灌注造成的机体损伤,从而减少并发症的发生。

(四)动态评估ECMO的启动时机

1.V-A ECMO的上机时机

(1)各种原因引起的心源性休克:心指数小于2.0L/(min·m²)或/和左室射血分数(left ventricular ejection fractions,LVEF)小于30%,收缩压小于90mmHg,肺毛细血管楔压不小于24mmHg,依赖两种以上的、大量的血管活性药物,静脉血氧饱和度小于55%,有酸中毒的表现。

(2)心搏骤停后须进行体外心肺复苏。

(3)顽固性室性心律失常。

(4)难以脱离体外循环。

对于V-A ECMO,不同疾病的上机时机有所不同。在观察性研究中发现,发生心搏骤停到启动体外心肺复苏(extracorporeal cardiopulmonary resuscitation,ECPR)的间隔时间越短,患者的生存率越高。暴发性心肌炎的早期死亡率高达50%~70%,及时给予有效的体外循环支持是治疗成功的关键措施。

2.V-V ECMO建议呼吸衰竭患者应用ECMO的指征

(1)严重的低氧性呼吸衰竭,FiO₂在90%以上时PaO₂/FiO₂仍小于100,和/或Murray评分在3~4,经最优化的治疗6~12小时无改善。

(2)呼吸衰竭合并轻到中度的心衰,对优化的治疗反应差。

(3)严重的漏气综合征。

（4）潜在的向肺移植过渡的需求。

（5）即使机械通气策略已经得到优化，平台压仍高于 $30cmH_2O$ 时出现 CO_2 潴留（$ECCO_2R$ 可能是一个可行的选择）。

二、伦理考量

我们需要进一步思考技术的必要性。当患者处于生命的终末期，医生或患者家属往往都会要求应用所有可能的技术进行治疗，但应用这项技术缺乏循证证据的支持。鉴于大多数启动 ECMO 决策的时间紧迫性，患者和其家属在 ECMO 启动之前获得足够的知情同意是非常具有挑战性的。

三、生活质量与康复潜力

可接受的生活质量是一项非常个性化的预期，在医疗危机发生之前很难去提前设想，在指导患者或其代理决策者知情同意的过程中，进行这类讨论是相当重要的。在评估患者启动 ECMO 时要考虑的另一个因素是康复潜力。生存率和可接受的生活质量是计算医疗治疗的成本效益的关键变量。

四、结　论

ECMO 启动前一定要充分评估患者的病情，全面判断其适应证及禁忌证、并发症的风险；除此之外，还应考虑其他的重要数据和原则，包括成本效益和伦理问题。当前的证据和临床实践建议应谨慎选择 ECMO 患者，一旦符合上机条件，迅速建立体外支持，而不是在后期将 ECMO 作为补救性手段，避免发展成为不可逆的多器官功能不全。

第五节　ECMO 伦理

近几十年来，危重患者对体外生命支持技术的依赖呈指数级增长。ECMO 是重症监护室为常规治疗难治性器官衰竭的成人和儿科患者提供的一种心脏或肺部支持，已被证实对于治疗急性呼吸和心脏功能失代偿有效。体外生命支持的发展已经超出了标准治疗失败时仅作为挽救治疗的适应证，越来越多的训练有素的临床医生将其用于新的适应证。作为一种昂贵且资源密集型的治疗，其在高风险的情况下被紧急使用，通常存在预后的不确定性和严重并发症的风险。快速的增长带来了挑战，并提出了伦理问题。一方面，ECMO 技术能够被临床应用来挽救心肺功能衰竭的危重患者的生命；另一方面，这种昂贵的、资源密集型限制性技术也面临一系列的伦理难题，包括其适用性、支持时间、成本效益和社会影响。

一、伦理原则

汤姆·比彻姆(Tom Beauchamp)和詹姆士·丘卓思(James Childress)在《生物医学伦理原则》中首次提出并论证了四大生命伦理原则:尊重自主原则、不伤害原则、公正原则、有利原则。这些原则从提出开始就成为生命伦理学的主导理论,具有重要的理论地位和实践价值,已成为指导医疗伦理决策和科研伦理决策的基本理论。

(一)尊重自主原则

尊重自主原则是所有医学伦理学基本原则中的基石。所谓的自主就是指治疗方案或实验研究都应在患者或受试者知情并得到他们同意的基础上才能进行的。这一原则就是强调人的生命应当受到尊重和保护。尊重自主原则在实践中具体化为知情同意,但不同的患者在信息的理解、同意的能力等方面有很大的区别,因而在许多情况下,知情同意并不能真正实现原则本身期望达到的尊重受试者或患者的自主性的目标。获得最佳甚至充分的知情同意可能非常具有挑战性,特别是在诊断和/或预后不确定的情况下使用高度技术性的干预措施(患者可能完全不熟悉)时。这是使用ECMO时经常面临的挑战。更加复杂的是,需要ECMO支持的患者通常无行为能力或丧失自主能力,往往需要由其家属或代理决策者做出决定。当处理患者的生存可能取决于瞬间决定的情况时,和/或必须理解只有高度专业化的医生和中心才能提供的深奥的医学知识时,对于如何最好地进行决策并没有明确的共识;在ECMO启动的阶段,ECMO医务工作者对患者及其直系家属的自主性必须给出必要的尊重,应向患者家属充分解释和告知ECMO治疗期间可能出现的问题。

(二)不伤害原则

不伤害原则是指医务人员的医疗行为,无论其动机还是结果均应避免对患者造成伤害。不伤害原则是底线原则,是对医务人员的最基本的要求。从伦理关系上说,医患关系可以理解为一种信托关系,指医务人员和医疗机构因为受到患者的信任与委托,从而来保障患者的健康和利益不受损害并且有所促进,进而与患者形成的一种关系。在这种关系中,由于患者的医学知识和能力的相对缺乏,他们出于信任把自己的生命和健康交付给了医务人员与医疗机构;同时,医务人员接受并努力完成患者的信托,以此维护患者的健康。建立医患信任,需要当代的医学教育对生物医学模式进行充分的反思。人的尊严的基础在于人的本质,而人的本质由人所独具的精神能力构成。这样的精神世界让人具有内在价值,也增加人的易受伤害性。如果我们忽视人的精神世界,就会对人造成伤害。医学模式的本质其实是医务人员对于生命的认知。对于生命的全面的理解不仅能够引导医者充分尊重患者的自主性,同时也能够促进医者自律和行善,从而使医方和患方的权益与尊严都得到更加有效的维护。因此,不伤害原则的真正意义在于培养对患者高度负责、保护患者健康和生命的医学伦理理念与作风,在临床实践中努力使患者避免不应有的伤害,包括身体上的、精神上的伤害和经济上的损失。

(三)公正原则

考虑到 ECMO 是非常资源密集型的,并且使用成本是昂贵的,确定如何公平分配是具有挑战性的。公正原则要求向患者公平分配资源和可用的治疗方法,与 ECMO 相关的"正义"讨论通常涉及 ECMO 的成本。2020 年初开始的新冠病毒感染彰显了公平分配资源的重要性,因为它质疑了我们在资源有限的情况下应对医疗需求的能力。当下,ECMO 仍是作为一种稀缺资源,分配计划必须旨在促进尊重、有益和公平的资源分配。为了确保最脆弱的患者得到保护,在资源稀缺的情况下,应在国家卫生政策层面优先考虑 ECMO 的资源,并以预先存在的配给计划为指导。由于实地发现在履行这一义务方面持续存在分歧,各机构应定期制定和更新其分配政策。生存的前景的另一种选择就是死亡吗? 一个完整的生命周期是什么? 如何权衡一个人的生存可能性和许多人的生存可能性较低? 美国哲学家阿格涅丝卡·嘉沃思卡(Agnieszka Jaworska)曾经提出,具有完全道德地位的生物的可比较的利益在道德决定中有相同的权重,有很强的理由平等地对待这些生物。当然,平等并不代表我们要以同等的方式对待每一个人,因为这样并不能保证每一个人真正平等地获益。根据不同个体的生理和心理条件,以及不同的基本需求而区别对待才更加体现公平。目前,在我们国家,ECMO 作为稀缺资源是有限的,如何使用这些有偿资源,如何提高该项技术的可承受性,与社会经济的发展政策息息相关。

(四)有利原则

有利原则是把有利于患者的健康放在第一位并切实为其谋利益的伦理原则,要求医疗行为对患者确实有利。有利原则和不伤害原则是伦理上的需要,是医患关系中的核心,它对医务人员有着更高、更加积极主动的道德要求。医疗实践中的有利原则是指医务人员为了患者和家属的利益而进行医疗行为的道德义务,包括前后相继的两个原则,即确有助益原则和效用原则。确有助益原则要求医务人员的医疗行为确实是为了患者及其家属的利益,把患者及其家属的利益放置于首位,不谋求医务人员或者医院的私利。效用原则要求医务人员在提供这种医疗服务的过程中要权衡对患者及其家属所带来的利益与所造成的损害,以达到最佳的医疗效果。进行 ECMO 治疗是一项复杂性的、消耗大量的资源和经费的治疗项目,很难简单地制定一个利益最大化的标准。从 ECMO 的启动直至治疗的每一个阶段,需要做动态的跟进和反复评估,ECMO 团队综合考虑的决策会影响 ECMO 的治疗走向,往往能够进一步促进 ECMO 治疗的有利性的最大限度地发挥。

二、ECMO 适应性评估

2020年,ELSO年度报告显示全球ECMO院内总生存率为55%。一项关于2007—2017年的国家登记调查报告了383983例心源性休克的病例,其中经V-A ECMO支持的病例的院内存活率为30.5%。研究表明,与常规的机械通气相比,成人严重ARDS患者使用V-V ECMO后可降低60天的死亡率。这些患者如果不使用ECMO支持,大概不能存活。因此,ECMO重新界定了生死的界限。

ECMO不是一个最终的目的地,而是通向某处(如康复、移植或植入心脏设备)的桥梁。但是,当患者的病情严重到无法进入这些程序时,ECMO就会成为一座"通向无处的桥梁",即ECMO技术不是一项可以治愈疾病的措施,除非潜在的疾病可以被治愈,否则它不能直达治疗目标。患者处于不确定的状态,甚至可能是清醒的和警觉的,但在重症监护病房之外没有生存的机会。医疗团队和患者家属可能会在何时撤下设备的问题上产生严重分歧。适应性评估的难点主要聚焦在ECMO技术是一项桥梁性技术,为有效的治疗打开窗口期,但其本身不但不具有治疗作用,而且还可能导致严重的并发症。

判断ECMO技术是否具有适应性是其临床应用的主要的伦理考量之一。因此,ECMO医务工作者对患者及其直系家属的自主性必须给予充分的尊重,并且提供全面且正确的临床预测与信息。伦理辩论的关键点是这种审议的程度,即在出现分歧时,决定性的因素究竟是专业操守和责任感,还是患者的自主权。我们建议,对于任何ECMO计划,审查患者的候选资格有明确的指南是一个重要的组成部分,可能更容易避免不适当地使用该技术和随后的伤害。

 三、心肺复苏背景下的 ECMO 启动

体外心肺复苏(extracorporeal cardiopulmonary resuscitation,ECPR)是指应用快速部署ECMO为未能实现持续自主循环恢复的患者提供循环支持。随着用于心搏骤停的高级心脏生命支持(advanced cardiovascular life support,ACLS)的普遍实施,体外心肺复苏(ECPR)已成为标准ACLS指南选定的一种有希望的复苏策略,适用于患有非创伤难治性院外心搏骤停(out-of-hospital cardiac arrest,OHCA)的特定患者,但是关于OHCA后启动ECPR的最佳实践的数据有限。国际体外生命支持组织显示,全世界ECPR的生存率为30%,其中一些高性能中心的生存率为40%。在心肺复苏期间,ECMO治疗有强烈的时间紧迫性,尽管ECPR的生存率最低,但延迟进行ECPR将进一步降低生存率。进行心肺复苏期间,伦理学问题往往难以深入交流和思考,是因为ECPR不是"无损失"的解决方案。该干预有可能导致严重的并发症,包括ECLS相关的神经系统事件、出血、感染和与插管相关的血管并发症。此外,它可能导致产生"无处可去的桥"——不适合移植或永久性辅助装置的稳定患者,被困在重症监护室,因为他们依赖持续的体外循环支持。ECPR临床应用的伦理困境在于获益和风险的评估,知情同意的困难性与可接受性;可以推测,在这种压力和痛苦状态下做出的决定是否可以算作真正的"知情"同意。此外,在分秒必争的情况下,等待同意对患者是有害的。如何在最短时间内向家庭决策者清晰地解释ECPR的必要性、并发症、预计生存率、经济学问题等,对ECMO医务工作者来讲是一项挑战。

◆ 四、共享决策

共享决策(shared decision-making,SDM)是指当面临需要医护决策时,医生充分告知各种诊疗方法的利弊,在患者充分理解的基础上,考虑其自身的情况,医患共同参与、讨论、一起制定个体化的诊疗方案的过程。临床医生需具备以患者为中心的沟通技能,从而与患者建立和谐、信任的医患关系,了解并评估其处境、价值观与倾向,并在此基础上进行SDM,从而达到最佳的医疗照护。

自主、有益、无害和社会公正的传统原则不能统一应用于所有的ECMO患者,这使得"共享决策"的概念在这些患者的日常管理中非常关键。临床医生和患者在做出决策时需要共享最佳可用的医学证据,从而唤起"共享决策"的过程。应相互尊重医生参与诊断和确定预后的过程,从而提出治疗建议,其代理人可以接受或拒绝建议。如果有任何替代解决的办法,也可以讨论。当患者缺乏决策能力时,医疗团队必须依靠代理决策者或高级指令。代理人基于患者的价值观和偏好的知识进行替代判断,可以允许临床医生在权衡竞争职责时以避免伤害和公平分配资源方面有一定的自由度。但它也可能导致分歧或冲突——如何将患者的价值观和偏好适用于特定的决定。美国胸科学会和美国重症医学会推荐共享决策(SDM)作为定义护理目标和在ICU中做出重大治疗决策的默认方法。

◆ 五、有限时间的治疗和患者/家属的期望

虽然在长期的ECMO支持后,心肺恢复的趋势越来越明显,但这也提出了一个重要的伦理问题,即ECMO治疗可以支持多久。如果患者被困在ECMO上,无法指望最终的器官恢复或移植等永久性治疗,该怎么办?谁来决定什么时候停止循环?在什么情况下停止循环?这涉及继续使用或停止ECMO的分歧,它包含了多个方面,医务工作者之间、委托人之间、医务工作者和患者或家庭决策人之间。在ECMO的益处不确定的情况下,即最符合患者的利益没有达成共识,可尝试第三方组织医学伦理委员会的介入,帮助澄清患者的管理目标。

ECMO的"桥梁"功能使其有别于常规的维持生命的治疗。建立ECMO的前提是必须有一个可接受的"目的地"。当没有可接受的目的地时,停止治疗成为临床决定,而不是患者或代理人的决定。因此,目前没有一个简单的时间界限来划分ECMO是否无效。如果在一个特定时间范围内病情没有得到改善,如果患者及其家人想继续进行ECMO的请求被忽视,他们将经历一场濒临死亡的情感混乱;谨慎的做法是给予患者一个机会来了解其自身的医疗情况和最佳医疗管理的可能途径。如果患者保持镇静,情况会略有不同,终止ECMO支持的决定需要与患者的亲属或代理决策者讨论。实现撤离或继续ECMO支持的方法是共享决策。在这种模式下,医生提供有关疾病和相关治疗方案的事实信息,而患者或家庭代理决策者根据患者的价值体系和偏好评估这些事实。

 六、ECMO终止及临终关怀

ECMO技术已被证明是一种挽救生命的干预措施,被用于治疗各种疾病,然而,ECMO需要临床团队对许多的伦理问题进行考虑。即使技术和专业知识得到不断改进,一些患者也无法在ECMO中存活。一个不成功的ECMO过程可能很难被接受,并引起焦虑。一旦决定终止ECMO治疗,患者及其家属对即将到来的死亡会经历情感上的重创。

姑息治疗为重病患者及其家属提供高水平的沟通和症状管理技能,以解决身体、情感和存在的痛苦;目前对接受ECMO的患者的姑息治疗的研究集中在临终关怀、ECMO的退出以及对资源使用的影响等方面。在国外,已经构建了较为完善的临终关怀护理体系,有成熟的临终关怀机构、专业性团队,在未来几个月中帮助家属战胜失去亲人的痛苦。临终关怀在我国起步较晚,各地发展不平衡,近年来很多医学院校和各级医疗机构开始关注及参与临终关怀的研究和服务,但目前尚无成熟实施的具体标准和服务规范。

当患者已经接受ECMO但仍将死亡时,采用临终关怀是非常重要的,确保舒适和尊严,允许其与亲人进行所需的身体联系(在安全范围内)。临终关怀的记忆对其家属的悲伤过程有持久的影响,积极的经历可以促进健康的丧亲。有学者提出了CED(compassionate ECMO discontinuation)模式,即同情性撤离ECMO。其目标是允许基础疾病过程中的自然死亡,同时提供高质量的临终(end-of-life,EOL)护理,以确保患者及其家属获得良好的死亡体验。CED模式包含了四个步骤。

1.家庭会议,以确定目标一致的EOL护理,并为死亡过程做准备。

2.临床准备,包括症状管理和停止其他维持生命的治疗。

3.根据患者的因素以及回路和插管策略而发生变化的技术方面。

4.丧亲支持。

建议考虑家庭和跨学科护理团队之间以及患者对生活质量和死亡的不同的价值观,当地的实践、看法和期望,包括社会经济和区域背景的文化敏感性,以改善利益相关者的结局,有理由相信这种努力将改善患者和其家庭的体验。即便不能改变死亡的结局,医务人员需要尊重当地的文化和社会准则,患者家属的身心健康也应得到关照和理解,最终使患者能够无痛苦、无遗憾、安详舒适地告别亲友。

第二章　ECMO系统的准备

ECMO管路系统主要由基本设备与耗材两部分组成,主要包括驱动泵、氧合器以及置入其内的热交换器、动静脉插管、体外循环管道等其他各种辅助和监测设备。

第一节　ECMO的组成

 一、ECMO的循环系统的组成

ECMO循环系统的基本结构包括驱动泵(代替循环系统血液驱动功能的装置)、氧合器(代替呼吸系统气体交换功能的装置)、动静脉导管及管路(代替循环系统回路的装置)、空氧混合调节器、加热器、各种血液参数监测器、各种安全监测器和其他的附加装置。详见图2-1-1。

随着ECMO技术的不断进步,应用场景也延伸到院外急救和院际转运。便携式ECMO设备,是一种满足院外急救和长期院外ECMO支持的特殊需求的设备。Cardiohelp系统(图2-1-2)是一种便携式心肺支持系统,是第一个将氧合器、离心泵、动静脉压力传感器和血液温度传感器集成在内置一次性袋中的系统。整机的重量约为10kg,包括1个备用电源在内,该电源至少可持续续航90min。它还配备了固定的运输保护装置,用于各种转移模式,如救护车或直升机。

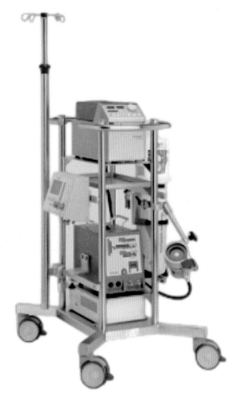

图2-1-1　ECMO循环系统的基本结构

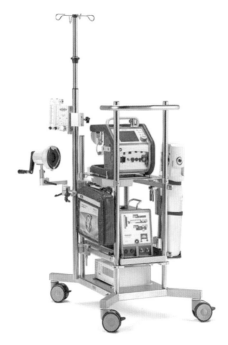

图2-1-2 Cardiohelp系统

二、ECMO设备

ECMO驱动泵代替心脏的泵血功能,为血液在循环管路中的流动提供动力。统称的离心泵包括了离心泵的主机部分(包括驱动马达)及耗材离心泵头。离心泵使用管理便捷、安全,对血液的破坏少,已代替了早期的滚轴泵。下面以2个常用机型为例分别作介绍。

(一)Maquet(roatflow)

1.主机面板(图2-1-3)

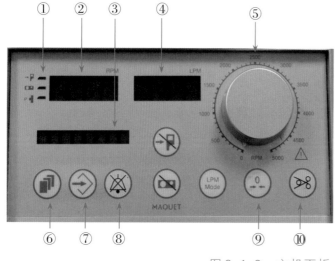

①应急LED指示灯
②转速显示(RPM即r/min)
③状态显示屏
④流速显示(RPM即r/min)
⑤转速调节按钮及速度刻度
⑥选择按钮
⑦设置按钮
⑧关闭(报警)声音按钮
⑨零位调整按钮
⑩阻断夹闭按钮

图2-1-3 主机面板

2.Maquet主机面板(图2-1-4、图2-1-5)

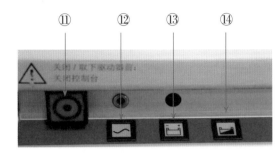

⑪ON/OFF按钮
⑫外部电源指示灯
⑬电池供电指示灯
⑭电池充电指示灯

图2-1-4 Maquet主机面板(正面观)

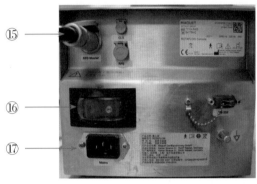

⑮驱动单位插口(离心泵)
⑯主机ON/OFF按钮
⑰电源插座

图2-1-5 Maquet主机面板(背面观)

3.驱动单元(离心泵)(图2-1-6)

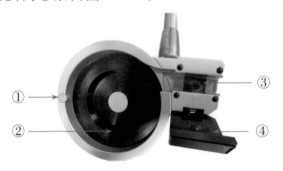

①前端固定卡槽
②离心泵卡槽
③流量及气泡监测
④固定锁具

图2-1-6 驱动单元(离心泵)

4.紧急驱动单元(手摇泵)(图2-1-7)

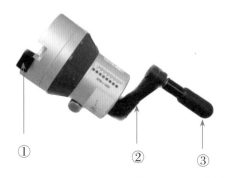

①固定卡扣
②转速指示灯[(1.5~5.0)×1000r/min]
③手摇柄

图2-1-7 紧急驱动单元(手摇泵)

(二)Cardiohelp 系统

1.系统主机正面(图2-1-8)

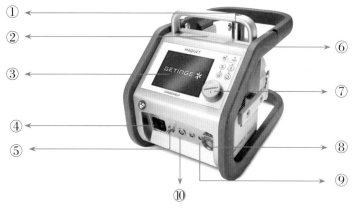

① 紧急驱动装置支架
② 内置可使用 90min 的电池
③ 显示屏;全触摸屏
④ 主电源
⑤ 等电位连接线
⑥ 调整流量与速度的旋钮
⑦ 特殊钢架保护
⑧ 紧急按钮
⑨ ECG 信号端口
⑩ 滞留设备插口

图 2-1-8　系统主机正面

2.系统主机背面(图2-1-9)

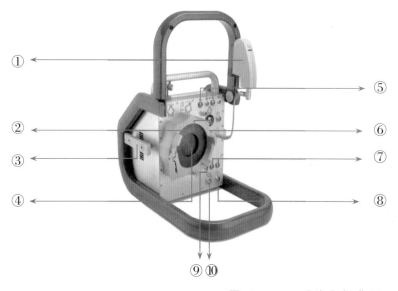

① 静脉探头
② 集成压力传感器
③ 标准滑轨
④ 泵驱动器
⑤ 四个外接压力传感器
⑥ 气泡传感器
⑦ 两个外接温度传感器
⑧ 用于连接电池校准的装置
⑨ 液面传感器
⑩ 流量/气泡传感器

图 2-1-9　系统主机背面

 三、ECMO 耗材

(一)氧合器

氧合器(图2-1-10)又称人工肺,它的作用是模拟血气交换过程,进行血液的氧合及二氧化碳的排出,同时也有一定的调节血液温度的作用。目前,已上市的氧合器根据材料,可分为一代材料——固体硅胶膜、二代材料——微孔中空纤维膜(PP)以及三代材料——聚

4-甲基-1-戊烯（PMP）。固体硅胶膜对血液的相容性好,血浆渗漏少,但存在排气困难的问题;微孔中空纤维膜解决了排气困难的问题,但容易出现血浆渗漏;PMP克服了上述膜材料的缺点,有效延长了ECMO的临床使用时间,也是现阶段使用的氧合器的新材料。

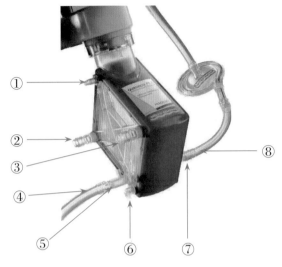

①气体入口
②循环水入口
③循环水出口
④动脉血出口
⑤动脉血取样口
　氧合器后压力
⑥气体出口
⑦静脉血取样口
　氧合器前压力
⑧静脉血入口

图 2-1-10　氧合器

(二)ECMO套包

ECMO套包见图 2-1-11。

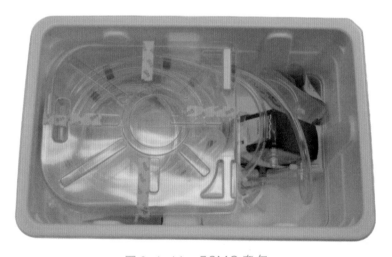

图 2-1-11　ECMO套包

(三)ECMO动静脉插管

ECMO动静脉插管见图 2-1-12。

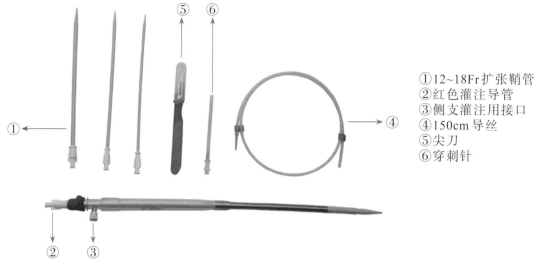

①12~18Fr扩张鞘管
②红色灌注导管
③侧支灌注用接口
④150cm导丝
⑤尖刀
⑥穿刺针

图 2-1-12　ECMO 动静脉插管

四、其他的 ECMO 相关设备

(一)恒温水箱(图 2-1-13)

在 ECMO 期间,血液在体外循环过程中将受环境影响而使体温下降,为使患者的体温恒定在可控的范围内,需使用恒温水箱加热保温,维持氧合器内的血液温度从而使体温稳定。

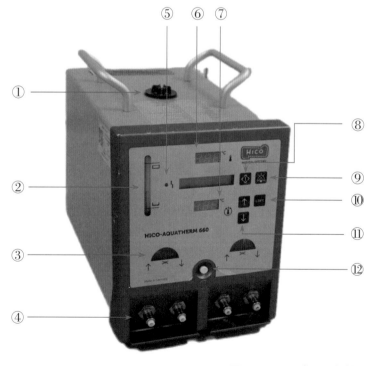

①注水口
②水位刻度
③水流转盘
④水管连接处(另一侧备用)
⑤报警指示灯
⑥实际水温
⑦预设水温
⑧自检按钮
⑨关闭(报警)声音按钮
⑩预设确认按钮
⑪温度设定·660型:35~39℃
　温度设定·550型:15~39℃
⑫开关键

图 2-1-13　恒温水箱

(二)气　源

需要考虑气路连接、气压、接口、管道走形、气压报警、通气试验等一系列的准备和检查工作,包括转运途中气源的供应、氧气瓶的准备。气源装置见图2-1-14。

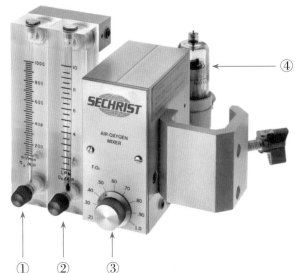

①0~1000mL/min调节按钮
②0~10L/min调节按钮
③氧浓度调节按钮(21%~100%)
④水蒸气收集装置

图2-1-14　气源装置

(三)ACT(活化凝血时间)测定仪

人体血液与非内皮表面的ECMO系统接触,可激活凝血机制,需使用肝素或比伐卢定进行抗凝,ACT是监测肝素对全面抗凝效果的最佳指标。临床上常用的ACT测定仪的样例见图2-1-15、图2-1-16。

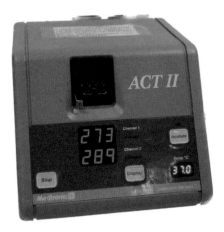

图2-1-15　ACT测定仪一

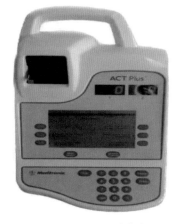

图2-1-16　ACT测定仪二

第二节　ECMO模式和插管方式

按照血液引流和回输的血管类型,通常,ECMO有两种类型:从静脉系统引出动脉分支注入的为 V-A ECMO;从静脉引出又注入静脉的为 V-V ECMO。临床工作中,针对不同原因造成的心肺功能衰竭而需要ECMO辅助的患者,可以灵活采用不同的辅助方式,也可以联合使用这两种辅助方式。在呼吸系统疾病治疗中,使用 V-V ECMO 的相对较多;对于合并心脏疾病患者,也会使用 V-A ECMO 或 V-AV ECMO 等复合模式。

 一、ECMO 的转流模式

(一)V-A ECMO

插管方式包括外周插管和中心插管。外周插管涉及股静脉-股动脉插管、股静脉-腋动脉插管、股静脉-颈总动脉插管。中心插管主要为右心房-升主动脉插管。

(二)V-V ECMO

V-V ECMO(静脉-静脉体外膜肺氧合)是以呼吸支持为主的转流方式,常见的插管方式包括股静脉-颈内静脉插管、颈内静脉-股静脉插管、股静脉-股静脉插管、双腔静脉插管。目前主要用于常规措施难以纠正的急性呼吸衰竭,并且这种导致呼吸衰竭的病因是可逆的,或是为肺移植提供桥接手段。急性呼吸窘迫综合征是急性呼吸衰竭中的典型的临床综合征。

(三)混合模式

混合模式有 VV-A、V-AV、VV-AV、VVV-A 等。

 二、ECMO 的插管方式

无论是进行心脏辅助还是呼吸系统的辅助治疗,快速建立有效的血管通路是应用体外膜肺支持的首要步骤。顺利插管有利于减少插管部位出血、感染及下肢缺血并发症的发生,降低ECMO期间抗凝的管理难度,是影响患者预后康复的重要因素。插管的方式可以通过经皮插管或手术切开来进行。血管通路的位置,所需ECMO导管的种类和型号以及插管技术的选择,主要由患者血管的解剖特点和插管人员的技术水平所决定。

(一)经皮插管

经皮血管穿刺插管技术是建立ECMO血管通路的首选技术。其主要特点有操作时间短,无凝血功能障碍,降低了出血的风险,减少血管插管部位感染的发生,并且拔管操作简便,有利于患者的活动和护理。在经皮血管穿刺插管的过程中,需请ECMO团队中的心胸外科或血管外科医生在场待命,在一两次经皮血管定位和穿刺尝试失败后,立即改为手术切开插管。

血管超声检测对血管定位和直径测量具有重要的作用。通常,导管的大小不超过血管直径的2/3,以便于下肢血液可以顺利地从导管周围通过,尤其需要股动脉插管时。

患者的责任护士根据中心插管的常规流程,为患者的血管操作区域备皮,建议采用含氯己定醇浓度>0.5%的消毒液,消毒穿刺部位的皮肤。在非紧急的状况下,开始ECMO插管操作前,通常选择右桡动脉插管监测有创血压,协助主管医生完成一系列的血标本检验,根据化验指标,向输血科申请备血(浓缩红细胞、血小板或血浆)。

(二)外科插管

外科插管包括中心插管和外周插管。中心插管需要开胸手术,外周插管是在股动脉、股静脉、腋动脉和颈内静脉进行。根据医疗团队的决策,选择适合患者的插管方式。

1.开胸中心插管

中心插管是通过经胸行右心房和升主动脉插管来建立的,多适用于无法脱离体外循环的心脏外科术后患者的短时心肺支持,也可用于严重的外周血管疾病患者,是外周插管V-A ECMO的替代方法。中央型的ECMO支持方式为在开胸手术中,中心插管往往已经得到建立,从体外循环切换到ECMO中心插管是一个安全、便捷的过程。由于胸部敞开、大面积组织暴露,ECMO中心插管的患者的护理管理技术比外周插管的患者更复杂,伴随着动静脉插管滑脱的高风险、高感染和出血风险,有主动脉和左室受损的风险。

2.外周插管

外周插管术不需要开胸,它被推荐用于原发性心源性休克、急性心肌梗死、循环呼吸停止、高风险经皮冠状动脉球囊扩张术、心肌炎和呼吸衰竭等疾病。对于成人和大体重(>25kg)儿童,股总动静脉插管是最常用的外周插管方法。

股血管插管的主要并发症是远端肢体缺血再灌注损伤,长时间甚至可造成下肢肢体坏死、截瘫。其他的严重并发症包括假性动脉瘤、骨筋膜室综合征、动静脉血栓等。为防止这一系列严重的并发症的发生,适时对动脉建立侧支循环,以供血给远端肢体。在监护过程中,护理人员需加强下肢循环的监测,做好管道和皮肤的消毒管理;同时,协助医生每日通过床旁超声心动图和常规胸片确定插管的位置。

三、灌注管的选择

选择合适口径的动静脉插管是决定 ECMO 血流量的主要因素,因为流量的大小直接与导管半径的四次方相关。插管的最佳位置在下腔静脉肝内段或右心房内,沿着导管分布有多个侧孔以增强血液的引流能力(多级侧孔导管)。如何选择导管应考虑到其机械及流体特性(压力、流速等)(图 2-2-1、图 2-2-2),患者的血管条件,放置的位置以及所需实施的 ECMO 模式。使用超声预先评估血管条件,根据血管的直径可以更加精准地选择合适的血管导管。

(一)流量选择

根据 ECMO 器官支持的目标来选择合适而稳定的流量,V-V ECMO 满足组织氧代谢的目标;V-A ECMO 不仅要满足组织灌注的目标,同时还要兼顾心脏后负荷。

各型号静脉插管的流速和压力下降关系见图 2-2-1。

各型号动脉脉插管的流速和压力下降关系见图 2-2-2。

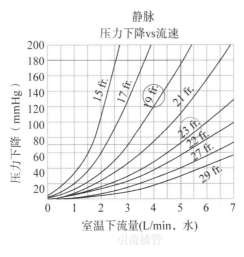

图 2-2-1　各型号静脉插管的流速和
压力下降关系

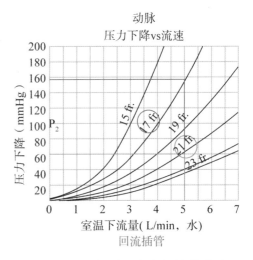

图 2-2-2　各型号动脉插管的流速
和压力下降关系

(二)静脉导管

静脉导管(引流管)见图 2-2-3。若插管位置选择在股总静脉,长度需从穿刺点一直延伸至近右心房水平。导管内径为 15~29Fr,伴随多孔结构设计。选择股静脉-颈内静脉插管方式行 ECMO 辅助时,将引流管置于下腔静脉内,其头端位于肝下静脉水平,回流管头端位于右心房水平。

（三）动脉导管

动脉导管（回流管）（图 2-2-4）的管径一般为 15~23Fr，其长度与静脉导管相比要小。血管超声检查提示，如果最小的导管提供的血流能完全满足患者的需求，就可以使用最小的导管。

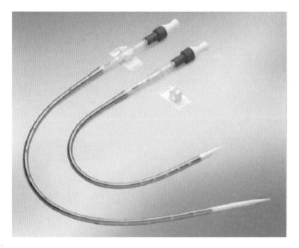

图 2-2-3　静脉导管

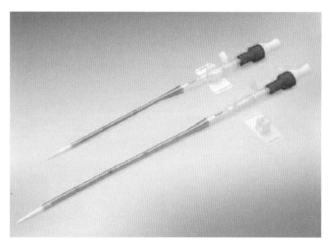

图 2-2-4　动脉导管

第三章　ECMO 建立的准备

第一节　ECMO 启动前的准备

一、环境及人员准备

在设备综合带准备多个空气源和氧气源接口；准备足够的空间和电源连接装置；在床单位预先准备乳胶气垫床或其他预防压力性损伤的防护用品。医护人员需穿无菌手术衣，戴口罩、帽子、无菌手套。

二、ECMO 的相关设备

（一）ECMO 设备

确认设备处于良好的备用状态。ECMO 设备有 ECMO 主机、离心泵紧急手摇驱动装置、氧合器、全自动变温水箱、空气-氧气混合调节器、活化部分凝血活酶时间监测仪、动态血气监测仪、微量注射泵、床旁超声机。

（二）配　件

配件有水箱配置的水管、ECMO 管道钳、电源插板、支架车（"ECMO 战车"）。

三、ECMO物品的准备

（一）耗 材

有ECMO动静脉插管（根据患者的情况选择合适的型号）、含离心泵头和膜肺的ECMO循环套包、体外循环穿刺套件、中心静脉插管穿刺包（可使用于病情危重，有指征应用ECMO治疗时预先进行静脉插管）、6F股动脉鞘管（适时建立侧支循环，保证远端灌注）。

（二）其他的无菌物品

其他的无菌物品有无菌超声探头保护套、耦合剂、无菌手套、无菌纱布、缝线、无菌手术衣、皮肤消毒液等。

（三）药品准备

药品准备有肝素、利多卡因、预充液体、灭菌水、常用的抢救药品。

 四、ECMO启动前的监护

严密观察，评估患者的意识、瞳孔，关注生命体征的变化。危险因素评估，为ECMO运用过程的效果评价提供备用信息。

血流动力学监测，配合医生准备好床旁行Swan-Ganz导管留置，在全身肝素化建立ECMO前，完成各种中心静脉和外周穿刺插管的操作。监测体温、心率和心律、中心静脉压、血氧饱和度、有创血压、肺动脉压、肺动脉楔压、心排血量等指标。

做好呼吸支持，关注动脉血气分析的结果，如动脉血氧分压、氧饱和度、二氧化碳分压和酸碱度等指标。及时反馈临床呼吸循环恶化指标和各项检测阳性指标。如需机械性辅助呼吸者，协助医生做好气管插管的配合，维持呼吸道通畅。

评估穿刺点周围皮肤的情况，应用床旁超声技术评估血管条件，包括动静脉血管的直径及通畅情况，有无血管硬化、血栓等。

启动ECMO前适应证的合理选择。经多学科ECMO团队成员综合评估，决定启动ECMO后，立即通知预充人员就位，相应人员备好物品，安排支架车就位。

五、知情同意

实施ECMO治疗前，向患者或其家属及相关监护人沟通病情，尽可能详尽地告知其治疗目的及有可能发生的并发症和处理措施，以及相关的治疗费用，后续患者康复的能力和生活质量。征得其同意并让其签署知情同意书。

第二节　ECMO 管道建立的配合

随着新的血管插管和插入套件材料的改进与发展,成人危重症ECMO支持主要通过经皮穿刺插管来完成外周血管通路建立。目前,经皮穿刺插管技术已成为建立ECMO血管通路的首选。最初,ECMO建立主要采用中心血管切开插管,需要外科技术协助。20世纪90年代,随着薄壁弹簧丝加强导管上市,用于心肺支持的ECMO经皮穿刺插管技术首次被报道。经皮插管和技术改进使ECMO成为一个可以快速建立的系统。同时与切开相比,穿刺插管的出血更少,感染的发生率更低,更易于护理。因此,应用它时应该严格选择患者,并且由经过培训的有经验的团队在床旁完成。

一、插管技术

经皮插管技术应在无菌条件下完成,指南推荐在超声引导下进行操作,插管方法采用Seldinger技术。它是由Svenlvar Seldinger于1953年提出来的血管穿刺技术。Seldinger技术的经典定义是用带针芯的穿刺针穿透血管前后壁,退出针芯,缓慢向外拔针,直至血液从针尾喷出,迅速插入导丝,拔出针,通过导丝引入导管。改良法Seldinger技术是不用穿透血管后壁。

二、经皮插管的分类

经皮ECMO插管通常包括两大血管插管(双插管)——静脉-静脉插管呼吸支持和静脉-动脉插管循环支持。近年来一些有经验的中心采用更先进的插管策略:三大血管插管(三插管),即静脉-静脉-动脉或静脉-动脉-静脉插管。三插管是一种特殊的ECMO支持形式,它通常是作为一个现有V-A或V-V ECMO的"升级"。三插管可以为V-V-A或V-A-V插管,在循环和呼吸功能支持以及机械通气和医疗管理上完全不同。

另一种类型的血管插管是用一根双腔导管实现单血管路径的方法。双腔导管只需要穿刺一根血管,由颈内静脉路径植入,通过右心房,有可能造成右房和右室穿孔的可能,在超声引导下辅助定位有利于减少这种风险。除此之外,上半身插管的应用,有利于改善患者的治疗体验,使得清醒ECMO理念的推广和早期康复活动的开展成为可能。

三、镇静、镇痛与呼吸循环管理

由于ECMO插管操作多数在手术室或ICU、心脏病重症监护病房(cardiovascular care unit,CCU)内完成,因此需要麻醉医生协助做好镇静、镇痛的管理和呼吸支持。通常情况下,在患者安装ECMO的过程中需要在全身麻醉、呼吸机辅助呼吸方式下完成,需要建立必要的有创动脉血压监测和快速输血、输液通路,为ECMO期间患者的生命体征监测做好准备。

四、穿刺护理配合

责任护士根据中心插管的常规流程,操作者实施手卫生,遵循医务人员的手卫生规范。除此之外,在床旁抢救紧急建立ECMO,CCU/ICU护理人员还需协助监护室医生承担维持呼吸和循环的职责。若经皮血管穿刺需被紧急转为外科手术切开插管,手术器械包及所需的耗材应由手术室护士准备好,以备紧急之需。通常,2名器械护士可以满足紧急ECMO建立期间的需要,为外科医生进行手术提供服务和保障。

保持患者处于平卧位,去掉床头的床档;适当约束。保留穿刺者站立工作的位置,在患者的下肢部位搭建操作台。

为患者的血管操作区域备皮,清洁、消毒皮肤。消毒插管部位的皮肤时,按照外科手术的消毒原则进行,铺外科术野洞巾以完全遮盖整个床单位,建立最大的无菌屏障。注意避免气管插管压折,并留出吸痰的位置。

配置0.8mL肝素钠针+499.2mL生理盐水,为插管医生准备管路冲洗使用,协助核查动静脉插管的型号。

ECMO动静脉管路插管成功后,连接环路。责任护士配合插管医生,及时传递预充完毕的管路,避免污染无菌区。

运行ECMO,调整ECMO的转速至目标流量。妥善安置ECMO的管路及主机,注意预留足够的空间和固定各导线。

第三节 ECMO系统安装及预充

一、ECMO环路

体外膜肺氧合(ECMO)环路中有三个主要部件:血泵、氧合器和热交换器。静脉血从患者体内被引出,然后通过热交换器、氧合器,由泵回输给患者。环路内血液可回输到患者的动脉(V-A ECMO)或静脉(V-V ECMO)。环路可以根据需要添加多个接入点,方便通过ECMO环路给药、进行连续肾脏替代治疗和提供额外的监测通路。

V-V和V-A ECMO的ECMO回路类似,除了V-A ECMO中可能添加了额外的插管/侧路;如果通过ECMO回路直接进行左心室减压,则可以增加额外的引流插管;如果通过

ECMO进行肢体的远端灌注,则可以添加回流插管。在混合型ECMO(静脉-静脉动脉)的情况下,有额外的引流,将回流管连接到额外的插管。这些管路需要被安全地整合到回路中,同时监控额外的流量。可以理解的是,根据所支持患者的大小或所需的辅助程度,有不同的ECMO管路的尺寸。其尺寸可能受氧合器、泵和管道直径/长度选择的影响。

二、监测装置

监测装置能持续监测患者的生命体征、血流量、pH、氧饱和度、CO_2分压、活化凝血时间(activated clotting time,ACT)等,通过对这些数值的监测可以尽快发现治疗中出现的不良事件,如氧合器损坏、管道脱离、患者内环境的稳态遭破坏等。

三、系统安装

目前,国内可以获得的ECMO系统有迈柯唯(Maquet)公司的PLS系统、Cardiohelp心肺支持系统、美敦力(Medtronic)公司的长期体外循环辅助系统以及索林(Sorin)公司的SCPC系统等。因ECMO系统的设计不同,不同的系统有各自的安装特点,这也是ECMO专职人员必须掌握的重要技术。

ECMO系统的安装包含泵头、氧合器和体外管路。插管、管道及接头是作为血液物理回路和各部分的连接装置。

监测系统:超声流量仪、连续血氧饱和度监测。便携式ECMO需要比常规ECMO有更全面的监测系统。除了必要的流量传感器、压力传感器和温度传感器外,便携式ECMO还需要对一系列的血液参数(如血红蛋白和氧饱和度等)进行监测。

安装的注意事项:所有的三通接头必须连接紧密,锁扣牢固。对于裸露的三通接头,为了以后连接管路或采集血液标本,可以用无菌肝素帽盖紧。所有的针对三通部位的操作需要严格遵守无菌原则。动静脉间短路在启动ECMO前必须保证其处于关闭的状态。

四、ECMO系统预充排气

不同的ECMO系统需要不同的预充方法,快速预充排气是决定ECMO快速建立的重要因素。专业人员必须熟悉和掌握不同ECMO系统的设计、安装的特点。

通常依靠重力排气,根据预充液来路的位置,将ECMO管路系统分为:动静脉管道包和离心泵、氧合器。通过管道钳分别控制预充液,先后预充动静脉端和离心泵、氧合器端,预充排气的废液出口通常在氧合器的出口或上缘,排气时确保有足够的重力落差,并避免预充液的流速过快。目前,新型氧合器的自动气泡捕捉功能可以排出管路中的少量气体,从而为快速预充奠定了基础。

五、操作要点

1.将电源固定连接,确保处于交流电的模式。首先检查箱体的出厂日期、有效期,打开ECMO包装,检查包装是否完整,物品是否受损。

2.严格进行无菌操作,正确安装管路,确保连接紧密。根据不同套包的设计进行管道预充、完全排气。预充结束,撤离预充侧支管,让管路自循环。

3.试运行:将完成预冲、夹闭循环的ECMO仪器转移至床旁,接通电源与氧气,将其连接好,提前稳定运行于37℃水温的水箱中。自检完成无误后打开流量开关,观察离心泵运转是否正常,观察流量显示是否正确,检查管道各接口和膜肺有无渗漏,再次检查管道内有无气体,确保一切正常后夹闭动静脉管道,机器预充调试完毕。

4.连接系统与动静脉插管。待插管成功后,夹闭循环,传递无菌导管包装盒,插管者连接管路,需注意两端连接管路的接口部分可能会有空气,应予以排出。应注意患者有低血容量或自主呼吸较强时可能有引血困难、空气进入血管内从而产生气体栓塞。全面、仔细检查ECMO系统的管路,连接无误、牢固后,调整离心泵的转速,松开管路上的管钳,开启氧气的流通,设定氧气浓度和气体流量。可见膜肺后血液迅速变为鲜红色,患者的氧合状态逐渐得到改善。

第四节　ECMO管路固定与规范

意外拔管,又称非计划性拔管,是指因患者的治疗需要而留置在患者体内的各种导管,未经医护人员的同意,患者将插管自行拔除,或其他原因(包括医护人员操作不当)造成的插管脱落。在ECMO人群中意外拔管可能会带来灾难性的后果。2020年,Kim、Do Hyung等报道了在549例接受ECMO治疗的患者中危及生命的机械并发症的发生率是4%。最常见的事件类型是意外拔管(发生率是1.3%),其次是管路破裂、泵故障和管路进气。ECMO插管不慎移位或滑脱无疑是一种非常可怕的事故,减少和安全应对危及生命的机械并发症是改善ECMO结局的关键。充分了解ECMO管道滑脱的危险因素,对于最大限度地降低和解决ECMO并发症对患者的危害至关重要;同时对护理工作也提出了更高的要求。

一、ECMO导管滑脱的风险环节

（一）ECMO转运

在ECMO期间,一些患者可能需要被运送到更高一级的ECMO中心进行转诊以延长后续的治疗。转运分类按从哪里接收患者、将患者运送到哪里以及由哪个ECMO团队负责等因素分为三级。德国学者Heuer等的体外膜肺氧合院际转运团队由经验丰富的重症医生及护士组成。美国Tipograf等进行的一项10年体外膜肺氧合院际转运治疗的研究表明护士在院际转运治疗项目团队成员中占40%。护理团队是在ECMO院际转运项目中不可缺少的重要组成部分。

Ericsson等针对ECMO转运不良事件进行的研究显示,患者相关不良事件的发生率为65%,转运中发生的不良事件往往具有风险性高、危害性强的特点,需要在几分钟甚至几秒钟内进行应急处理。转运途中,管道可能出现扭曲、打折、脱落、划伤等情况,从而导致开放性出血合并管路进气,处理起来十分棘手,因此在转运过程中要格外小心,一旦出现问题,就快速用备用管道替换。ELSO建议对导管移位等患者的相关不良事件进行模拟训练,避免转运途中的风险,使得患者最终获益。

(二)患者体位改变

重症患者的支持性护理技术是基础护理的重要内容之一,以满足患者的基本生理功能需要、基本生活需要、舒适安全的需要的目的。ECMO支持的患者的病情危重复杂,严重依赖ECMO循环维持生命,护理工作范围广、工作环节多,操作过程具体,护理人员在护理操作、处置等各环节中,都会存在患者安全受到伤害的风险,涉及众多潜在管道移位甚至有滑脱风险的环节,例如翻身、擦浴、更换床单位或患者的病员服、清洁皮肤等。以上的基础护理程序,均需患者作出体位的改变。肢体弯曲和体位改变有可能影响ECMO导管在血管内的位置,特别是对于有效容量相对不足的患者,易引起患者血氧饱和度的下降。这提示护理此类患者时,需根据风险采取相应的护理防范措施。当重症患者需要体外膜肺氧合时,这项护理工作变得更加复杂。因此,护理的重点是确保评估每一个护理环节可能存在的风险,掌握危机状态的正确应对措施。

(三)清醒ECMO模式

清醒ECMO是近年来提出的一种新的ECMO应用策略。在清醒和自主呼吸的患者中使用ECMO,被称为清醒ECMO,可避免与镇静、气管插管、有创机械通气相关的副作用和并发症。患者处于浅镇静状态,这减少了谵妄的发生,使得配合早期进行康复锻炼成为可能。

清醒ECMO的优势显而易见,获益的同时也带来了一些特殊的问题。与在镇静下应用ECMO的患者相比,在重症监护室里,清醒ECMO患者面临的心理压力更大,极易产生焦虑、恐惧等不良的情绪,需要医护人员更加关注。一项有关清醒ECMO的研究分析了可能导致二次插管的原因,其中最主要的是情绪烦躁,而非氧合状态不能继续维持。也有部分研究报道清醒ECMO会增加管路移位的风险。因此,在使用ECMO期间,对于清醒

ECMO患者应加强宣教,给予心理疏导,缓解紧张的情绪,建立战胜疾病的信心。适当的镇静、镇痛治疗,加强监护,能防止患者产生自我伤害的行为,能避免有创管路移位,甚至滑脱。

(四)导管维护

和其他导管的维护一样,对于使用ECMO治疗的患者,每天需更换导管贴膜,在动静脉插管处换药以预防感染的发生。常规更换新的导管贴膜时,取下贴膜时必须沿导管穿刺的方向,即将敷贴向穿刺点上方由下向上去除,同时另一只手稳住导管的外端,以减少导管移位的风险,以防导管脱出。注意风险环节的把控,避免撕开贴膜的方法不当而造成导管移位或滑脱,尤其是动脉导管相较静脉导管短,腹股沟皮肤组织松弛,滑脱/移位的风险更高。建议更换导管贴膜时按照美国感染病学会指南推荐的标准进行操作。

(五)建立动脉插管初期

ECMO动脉插管的置入深度一般在10~15cm。插管成功后需第一时间固定,避免转机运行后血液逆行灌注后引起的反作用力导致管道滑出。同时,选择组织相容性好的管体,通常是一体式钢丝环绕抗弯折的管体,可以预防患者在活动中由于体位改变而导致血流动力学特性改变。

 ## 二、ECMO管道滑脱的危险因素

(一)患者因素

谵妄是导致非计划拔管的独立危险因素。运用谵妄评估工具进行谵妄评估,可以帮助医护人员及早发现,预防非计划拔管的发生。疼痛、紧张、舒适度的改变,以及疼痛引起的焦虑和躁动是导致意外拔管的重要原因。因此,针对患者的实际情况,选择个体化的镇静、镇痛策略,提高患者的舒适度和配合度是非常关键的。缺乏肢体约束是非计划拔管的风险因素之一。每日评估患者的意识状态与配合度,采取适当的肢体约束可以有效控制ECMO导管,及时调整约束方案与时间,提高患者的舒适度。

(二)导 管

ECMO导管的理化特征包括材质、管径及导热性软硬度对组织的刺激不同,会引起患者不同程度的不适感。血管通路置入路径的选择和维护对任何模式的ECMO辅助都至关重要。插管部位的选择会影响临床医生为患者制订的康复理疗计划,包括患者是否需要下床活动。合适的血管通路位置有助于更好地帮助有行动能力的ECMO患者进行物理治疗。

导管的固定方式与非计划拔管发生有相关性，临床实践中需要定期确认导管位置与固定情况，确保妥善固定，防止导管移位或拔出。

(三)环境因素

夜间作业是非计划拔管的高危时段。夜班的人力资源相对紧缺，护理人员容易出现疲劳、精力不足，并且病房环境的光线不足，使得观察评估能力降低。当环境和支持机制不足时，非计划拔管的风险增高。ECMO患者的支持性护理最好安排在日间完成。分析原因是患者的基础护理，往往需要2名以上的护理工作者协同完成，其中1名为专职监管插管和管路的医护人员。如果不是必须进行的，夜间工作应避免此类护理工作。当进入脱机阶段，处于轻度的镇静、镇痛状态时，患者开始自主呼吸，对插管的耐受性和舒适度降低，尤其是在夜间，患者不会一直处于平静合作的状态，突然的觉醒和噩梦都会导致导管移位与脱出。

三、ECMO意外脱管的防范措施

(一)风险评估标准化

目前，还没有统一的量表用于预测管道滑脱的风险，但很多医院都根据高危导管的性质、临床上易导致导管滑脱的危险因素等制定了风险评估表，根据风险来采取相应的护理防范措施。现有文献报道的风险预测工具有量表式的评估，包含了管道滑脱风险评估单、非计划拔管风险评分量表、Moon故意拔管风险、二维象限风险评估法等。失效模式与效应分析法作为一种护理质量管理工具也被报道应用于预测非计划拔管。建议选择高敏感度、高特异性的风险评估工具，准确识别高危患者，采取预见性的护理干预措施。

(二)管道的评估与固定

1.管道维护

固定管路前，应确认插管的尖端位置处于合适的状态。宜对插管进行外科缝线固定；对ECMO套包管路手动连接处，宜用扎带固定。对于股静脉或股动脉插管患者，除了外科缝线，宜沿着股骨线上至少固定两个位置。

为了识别导管移位，必须检查插管位置和导管绕线末端的距离，并做好体表标记，同时做好首次导管维护的护理记录。在床旁放置ECMO信息卡，记录插管日期、部位、方式、置入长度(外露长度)和插管型号。将管路固定在床边时，预留足够的长度，保持一定的活动空间，防止过度牵拉。

常见的ECMO管路固定方法有绳系法、高举平台法或用其他的固定装置固定。对于固定的位置,宜避开关节活动处。对于插管穿刺处,首选用透明的敷贴固定,在其四周用5cm加压固定胶布固定,不遮盖穿刺处。在股静脉或股动脉转流的ECMO患者中,插管和体外循环管路至少需沿着大腿长轴固定40cm。使用5cm加压固定胶布,运用高举平台法再次固定2~3道。将无菌手术贴膜从穿刺处固定至大腿根部,注意在连接处需垫放无菌纱布或不粘的泡沫敷料以防止压力性损伤。对于颈部血管插管,用绷带将导管固定于患者的头部。实施患者的日常护理时,安排专人固定管路,尽量减少管道扭曲和对血流的影响。

2.设备固定

应妥善放置ECMO主机、水箱等设备,将手摇泵固定于支架车上,将车轮刹车处于固定状态,防止机器滑动而引起管路牵扯。应密切监护ECMO管路的完整性和密闭性,尤其是插管与管路之间、驱动泵、氧合器、气体连接管、水箱和其他的附加装置。

3.加强医务人员的培训和考核

加强风险管理,确保患者安全是医学领域的永恒课题,也是护理服务的最基本的出发点和终极目标。早期认识到患者的需求以及医务人员提供ECMO支持的能力对于确保患者取得良好的预后至关重要。ECMO插管脱管可能致命。了解与ECMO插管意外拔管风险相关的危险因素对护理临床实践仍然很关键。建议提供ECMO治疗的机构实施医务人员群体的教育培训。

加强高危时段的防护,在ECMO脏器支持过程中妥善固定管道,充分进行动态评估。根据患者的合作程度及意识状态,选择约束工具。合理地进行镇静、镇痛,提高患者的舒适度。强化医疗护理的风险意识,提高医疗护理的风险识别、防范和管理能力,从根本上减少/杜绝不良事件的发生。通过专业教育与培训制度,对护士进行持续的护理教育和风险意识的培养,确保护士具备综合性的专业能力。

第四章　ECMO 的监测及管理

第一节　ECMO 设备安全性能的监测及管理

一、管道和插管的监测及管理

动静脉插管型号的尺寸(内径及长度)、设计、压降以及插管的位置限制 ECMO 辅助的血流量。血流阻力随着插管长度的改变而渐变,阻力与管道半径的 4 次方成反比。另外, ECMO 环路中循环血液的温度也会改变导管的阻力。图 4-1-1 为插管型号与压力的关系。

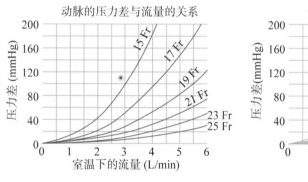
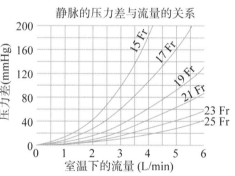

图 4-1-1　插管型号与压力的关系

ECMO 的血流动力学状态还可能因胸腔内压和(或)腹内压增高而导致一根或多根导管受压,进而受到影响。通常选择最短长度和最大内径的静脉插管来获得最佳的静脉引流效果。选择合适的血流导管及放置位置是至关重要的,这有助于优化患者 ECMO 辅助治疗时的血流动力学状态,并可以保证足够的流量以及满足生理上的需求。

由于右侧颈内静脉的直径通常较大,经中心静脉插管直接进入右心房,可引流出相当于静息状态下的心排血量,能够得到更好的引流和流量。血液经静脉引流,进入氧合器氧合后,经离心泵回到患者的体内。此过程中,血液在通过氧合器和动脉灌注管时也会有一定的阻力,而且随着血流量的增多,动脉端管道的压力也会逐渐增加。所以,在临床上一般会监测驱动泵后的压力,该处的压力越高,提示血液流出端的阻力越大,发生血液渗漏和管道崩脱的风险概率也越高,通常认为压力在 300mmHg 左右是安全的。此外,为了避免静脉血液的过度吸引,还需要测量静脉插管端的负压。

监测压力的原因有:①负压超过 200mmHg 会引起气穴现象(形成气泡),导致溶血的发生;②经右心房和腔静脉插管抽吸会引起内皮损伤;③系统中任何部位的负压均会使气栓形成的概率升高。

心脏手术中采用储血罐使气泡飘浮于顶端,因此可以避免相关问题的出现,但是不能将储血罐用于 ECMO。为避免直接的气穴界面导致长时间体外循环产生严重的血液破坏,ECMO 系统是一个封闭的辅助系统,在保证所有的接头连接紧密牢固、系统正常运转的基础上,通常 ECMO 系统不会产生气泡。因此,ECMO 系统舍弃了动脉微栓滤器。但是,正因为无微栓滤器的作用,系统中一旦有气栓发生,气栓会更易进入体内而产生不言而喻的严重后果,因此,ECMO 系统中气泡监测的必要性是显而易见的。

二、离心泵的监测及管理

离心泵从患者体内引流出血液,然后将血液泵入氧合器并最终回输至患者的体内。由此可见,ECMO 工作的过程中,离心泵起着关键性的作用,毋庸置疑,离心泵是 ECMO 系统的核心部件。因此,医护人员每天需要检查离心泵的运转情况:明确离心泵是否有异响,显示有无异常,报警装置工作是否正常,是否合理设置流量的高低限值,各接头连接处是否有血栓形成,耦合剂是否正常等。

离心泵是一种非阻闭型的泵,所以会存在发生与泵内血流方向相反的"逆流"现象的风险。针对此现象,某些操作平台会有防逆流的装置。

ECMO 专用的离心泵是由电磁感应电机驱动的。它利用了离心力,通过电机锥体、旋翼或叶片的旋转来产生流速。流量由电磁力或超声波流量计控制。流量取决于离心泵每分钟的转速。血流动力学包括前负荷与后负荷的状况以及引流管的特性和位置。ECMO 的运行过程中,为了保证足够的前负荷,离心泵及氧合器的位置最好低于患者右心房的水平。前负荷的减少会导致离心泵上游吸引负压的加大,而后负荷的增加会导致氧合器下游射血正压的增加。这两种情况在泵转速恒定的情况下都会导致流量下降。由此,检查患者的情况,导管的位置,管线有无扭折、夹闭以及回路内有无血栓就显得尤为重要。

前负荷的降低会引起离心泵上游吸引负压的显著增加,由此导致流入端管线的抖动现象。这会对血液造成重大损伤,引起溶血、微小气栓以及其他的不良反应。

停止离心泵之前,应率先夹闭回流管道,在离心泵停止工作后,引流管道应被夹闭。

三、氧合器的监测及管理

氧合器的基本功能就是提供人体所需的氧气,排出血液内的二氧化碳,这可以通过持续监测氧饱和度及定时的血气测定来准确判定。氧合器在ECMO系统中起着举足轻重的作用。中空纤维氧合器每天需要观察排气孔有无水滴,确保通气的通畅性;长时间(72h)应用后需要注意血浆渗出的发生。一旦发现氧合器渗漏、大量的血浆气泡从氧合器出口吹出时,需要尽快置换氧合器,因此,建议使用可长时间使用的中空纤维氧合器或硅胶氧合器。氧合器内产生的压力递降取决于其物理特性或在ECMO使用过程中内部阻力的变化(包括血液温度、血液黏滞度以及在膜上形成的血栓)。可以通过测定氧合器前后的压力梯度来获得跨氧合器的压力差。氧合器压力差的增加可能提示膜的血流动力学情况出现了严峻问题,同时也会影响气体交换功能,在此情况之下应该考虑更换氧合器。

 四、ECMO的热交换器或加热器的监测及管理

ECMO的加热器应能将血液加热至略高于体温,上限约为38℃,以避免溶血和气泡形成。许多加热器有由微处理器控制的温度传感器和调节装置。控制器可设定所需的血液温度,加热器相应地将水加热。与ECMO的大多数设备相同的是,流过热交换器的热水与血流相向而行以尽可能保持最大的温度阶差。这确保了热量转移到血液中。

虽然有诸多因素影响到热交换器的变温效能,但主要影响降(复)温速度的是通过热交换器达到最大效率的水流量。因此,在ECMO运行过程中,为了能迅速达到满意的监测及管理的温度,不仅要有一个效能良好的变温器,而且还要有一个能提供足够水流量的变温水箱。一般使热交换器达到最大效率的满意的水流量为15~20L/min。血液温度监测器可以监测进入患者体内前的血液的温度而得知变温器的效能。

 五、电源供应与不间断电源设备的监测及管理

在ECMO运行时应确保交流电连接准确、插座稳固。交流电断电后如何维持离心泵的正常运转是非常关键的问题。由于离心泵的非阻闭型特点,断电后离心泵停止运转,医护人员直面的严峻危机就是血液逆流并发症。通常,ECMO期间需要能够不间断提供至少3h的后备电源,以保证断电后的持续供应。大多数离心泵在设计时配有直流电供电,但是无法保证长时间闲置的蓄电池功能正常运作,需要在ECMO运行期间留意。

六、空气气栓的监测及管理

尽管ECMO管路在安装前有了仔细预充,在ECMO期间如何分辨细小气泡的来源及

如何排查这些小气泡在 ECMO 急诊建立的训练期间应该有相应的详细描述,然而,依旧存有大气泡的发生和其快速进入患者体内的可能性。虽然这种气栓并发症在 ECMO 运行中比较少见,却是有致命性的。这种气栓的来源有以下几类。

在 ECMO 的转流过程中,当静脉引流受阻时,如管道折叠扭曲或钳夹,离心泵产生的负压将升高,当离心泵入口端的负压>600mmHg 时将产生气穴现象,即气体从血液中析出,形成微小气栓,导致循环管路的动静脉端进气。

如果血液过度氧合,氧合器膜后血液氧分压过高,氧气从血液中析出可形成微小气栓。这是由于氧分压增加到某一水平时气体溢出,敲击氧合器的外壁或回路处于低流量的环境中,在氧合器顶部产生气泡。预防措施是监测膜后血气分析,防止 PO_2 高于 600mmHg。

静脉插管连接端连接得不严密或侧孔外露将直接导致气体进入静脉通路。另外,静脉通路端接头或三通松脱、连接不严密,在 ECMO 运转期间会导致涌入大量的气体,产生无法想象的危急后果。未检查到的管道破裂或未连接的管道,不仅会导致大量的气体进入管路,同时也会发生血液的渗漏。

气栓的形成可能发生在氧合器膜表面的细小裂隙(通常是发生血液渗漏的首要缘由),危害最大的空气气栓是由于中空纤维破裂,血液进入气源一侧,形成的血块阻塞排气口。在气相的压力超过血相的压力时,大量的气体会突然进入血液通路,极易造成患者循环系统的严重的空气栓塞。这种气栓可以通过气泡探测装置来避免和消除。氧合器出口端的气泡探测装置正好是在血液进入患者体内之前的安全装置,它可以与 ECMO 泵联动,一旦有气泡流过,将立刻停泵,从而确保不发生气体进入人体所带来的严重后果。

理想的解决气栓问题的办法主要还是防患于未然。膜后氧分压通常不要超过600mmHg,尤其在泵流量低的情况下;管路中血相的压力也需要实时监测;对于所有接头均应扎带加固牢靠;详细监测氧合器内气流和血流的比例或压力差别,时常监测氧合器的气体出口是否被水珠堵塞,是否有气体流出,避免气相的压力高于血相的压力。如果空气进入管路,但并未注入患者的体内时,将需要严格实施意外处理方法:立刻阻断或减缓气栓前方靠近患者的动脉管路,立即停泵;开放动静脉短路,同时夹闭静脉插管端,立刻调整呼吸机的参数,满足全身循环的需求;启动 ECMO 泵,通过短路,在动静脉间建立连接,尽快排除管路内的气体。

如若气体已经进入患者的体内,此时应立即采取相应的保护措施。一旦 ECMO 系统如上所述停止运行后,根据患者的体位,尽可能采用头低脚高位;如果管路内的气泡被排干净并确认无气栓后,可以重新开始 ECMO 支持并采用较高的流量,以维持较高的血压,从而达到将体内气栓推向末梢远端的目的。最后,查寻进气原因以从根本上解决问题。

第二节 血流动力学的监测及管理

进行V-A ECMO时,右心房的血液大部分被引流进入ECMO管路,故左心室前负荷降低,肺血流减少,进而引起缺血性肺损伤。另外,进行V-A ECMO时为非搏动灌注血流,所以动脉压的波形受抑制,系统的血管张力增加。同时,无论是行股动脉插管造成的逆向血流或者中心插管造成的正向血流,都会增加左心的后负荷,导致左心增大,最后引发肺血肿。

V-V ECMO没有直接的循环支持,因为体外管路为封闭管路,以同样的速度从静脉系统引出回到静脉系统,故对血流动力学无明显的影响。但进行V-V ECMO时,氧合血直接进入肺动脉,可以降低血管阻力和右室后负荷,还可以通过改善冠状动脉氧气运输的状态来改善心功能。同时,V-V ECMO可以维持生理搏动灌注,从而降低血管阻力,改善器官灌注。

表4-2-1为V-A ECMO与V-V ECMO的血流动力学。

表4-2-1 V-A ECMO与V-V ECMO的血流动力学

血流动力学	V-A ECMO	V-V ECMO
系统灌注	循环血流和心脏输出	心脏输出
动脉压	波形受抑制	波形输出
中心静脉压	无明显的意义	评价血流量
肺动脉压	与ECMO有关的流量意义	无影响
右-左分流的影响	混合静脉进入灌注血流中	无影响
左-右分流的影响	肺灌注量升高,需增加流量	无影响

一、Swan-Ganz导管

Swan-Ganz导管经外周静脉送入右心系统,从而测定血流动力学及各部位血流动力学参数的导管技术,是了解肺循环状态(如肺动脉压力、心排血量等)的重要手段。

(一)连续测压

测压状态下将导管头端由主肺动脉缓慢匀速回拉至右心室流出道、右心室室中、右心室流出道。观察测定肺动脉瓣上、瓣下,肺动脉至右心室流出道是否存在压力阶差,一般认为收缩压>10mmHg(1mmHg=0.133kPa)有血流动力学的意义。

(二)右心室压力

右心室压力(right ventricular pressure,RVP)的血流动力学包括收缩期压力和舒张期压力,正常的右心室收缩压为15~30mmHg,平均为25mmHg,右心室舒张压接近零水平。

1.右心室收缩压升高

·肺血管阻力增加,如过敏、应用缩血管药物等

·静脉引流不充分

·肺动脉高压

·右心室流出道狭窄

·先天性心脏病的左向右分流型

2.右心室舒张压升高

右心室舒张压升高的原因同右心房压力升高的原因。

3.右心室收缩压降低

·低心排血量综合征

·低血容量

·心律失常

·心脏压塞

4.右心室舒张压降低

·三尖瓣狭窄

·低血容量

(三)肺动脉压

肺动脉压(pulmonary artery pressure,PAP)反映右侧心腔和血管的压力变化。正常的肺动脉收缩压为 20~30mmHg,等于右心室收缩压;肺动脉舒张压为 8~12mmHg,接近于右心室舒张期末压。

1.发生 PAP 升高

·药物过敏、应用缩血管药物等

·肺血管阻力增加,如原发性肺动脉高压

·使肺血流增加的疾病,如心内的左向右分流

2.发生 PAP 降低

·低血容量

·肺动脉或肺动脉瓣狭窄

·右心室功能不全

·换能器出现故障

(四)肺毛细血管楔压

将 Swan-Ganz 导管经鞘管送入右心房,充气使球囊充盈。顺着血流方向将漂浮导管依

次送入右心室、肺动脉,楔入肺动脉远端,测得肺毛细血管楔压(pulmonary capillary wedge pressure,PCWP)。测定 PAWP 时需要注意以下几点事项:透视下确定导管头端嵌顿于肺动脉远端,压力波形呈现明确的 A 波和 V 波(心房颤动患者除外),有呼吸起伏波形,在部分患者的顶端可抽出肺静脉血,测得的 PAWP 的数值不高于肺动脉舒张压。记录 3~5 个正常呼吸末(避免屏气或做 Valsalva 动作)的均值作为 PAWP;当 PAWP 波形受呼吸的影响较大时,推荐使用多导生理记录仪自动描记的平均 PAWP。

PCWP 可以直接反映左心房压力并提供左心室舒张期二尖瓣开放时的压力情况。PCWP 的正常值为 4~12mmHg。

1.发生 PCWP 升高

- 左心功能不全
- 低心排血量综合征
- 容量负荷过重
- 二尖瓣狭窄
- 心源性休克
- 左心室顺应性下降
- 左心房黏液瘤阻塞

2.发生 PCWP 降低

- 低血容量
- 换能器位置校零不正确

(五)心排血量的测定

目前,常用的心排血量的测定方法有两种:Fick 法和热稀释法。Fick 法的主要原理是某个器官对一种物质的摄取或释放,是流经这个器官的血流量和动静脉血中这种物质差值的乘积,基于此原理在测定血氧饱和度后计算心排血量。热稀释法通过漂浮导管右心房孔注射一定的量的、低于血温的液体,位于肺动脉处的热敏电阻感知温度变化,经电脑计算出心排血量。对于心内分流性先天性心脏病患者,优选 Fick 法计算心排血量;对于无心内分流患者,可以采用热稀释法直接测定心排血量。

热稀释法直接测定心排血量时漂浮导管的顶端必须位于主肺动脉内,才能获取准确的心排血量。如果是床旁进行漂浮导管的检查,可以通过右心房压力波形和肺动脉压力波形来确保导管近端口在右心房内,远端口在肺动脉内。在 4s 内将 10mL 一定温度的生理盐水快速平稳地注射到漂浮导管的近端腔(位于右心房)内,两次注射需间隔 70s 以上,由一个人操作,取相差不大于 10% 的 3 个值的平均数为心排血量的测定值。注意用热稀释法测定心排血量时,由于不同型号的漂浮导管的常数不同,要把正确的常数输入仪器中。

表 4-2-2 为右心导管术常规参数的正常值的范围。

表 4-2-2 右心导管术常规参数的正常值的范围

	参数	正常值的范围	单位
测量参数	肺动脉收缩压	15~30	mmHg
	肺动脉舒张压	4~12	mmHg
	平均肺动脉压	8~20	mmHg
	平均右心房压	2~6	mmHg
	肺动脉楔压	6~12	mmHg
	心排血量	4~8	L/min
	混合静脉血氧饱和度	65~80	%
计算参数	肺血管阻力	0.3~2.0	WU
	肺血管阻力指数	3.0~3.5	WU·m^2
	全肺阻力	<3	WU
	心排血指数	2.5~4.0	L/(min·m^2)
	每搏输出量	60~100	mL
	每搏指数	33~47	mL/m^2

(六)护理要点

1.根据病情及时测定各参数,将换能器置于心脏水平,每次测压前均应校零。

2.及时纠正影响压力测定的因素,如咳嗽、呕吐、躁动、抽搐和用力等均会影响测量值,故应在安静休息 10~15min 后再行测压。

3.操作过程中气泡可能在管道连接的过程中混入,即使是极微小的气泡,也会造成压力测量的错误。因此,操作过程中及时排气是不可忽视的。

4.固定管道以防移位或脱出。当波形变化时,应调整位置,使其准确,必要时做床旁 X 线检查来了解导管的位置。

5.测定 PCWP 时充气量不超过 1.5mL,应间断、缓慢地充气,以免气囊破裂,或引起肺出血。

6.严格执行无菌技术操作,测压时注意预防污染。

7.持续进行心电监护,严密监测心律变化,拔除导管时应在心电监护下进行。

二、PICCO 导管

脉搏指示连续心排血量(pulse indicator continuous cardiac output,PICCO)的插管位置首选股动脉,其尖端大致位于髂动脉。受外界环境的影响小,能更精准地反映温度变化。相对于中心静脉压和肺动脉楔压,PICCO 监测技术所获取的全心舒张末容积(global end-diastolic volume，GEDV）和胸腔内血容量（intrathoracic blood volume，ITBV）作为心脏前负荷容积的指标，呼吸和心脏功能对其测量值的影响较小。而基于心肺交互关系的前负荷动态指标——每搏变异度（stroke volume variety，SVV）及脉压变异（pulse pressure variability，PPV）较中心静脉压、GEDV等静态指标能更好地预测容量反应性。PICCO监测技术可提供反映心脏收缩力的参数，如经肺热稀释技术所测得的间歇的心功能指数（cardiac function index，CFI）和全心射血分数（global eject fraction，GEF）以及脉搏轮廓波形分析技术所获得的心排血指数（pulse contour cardiac index，PCCI）及左室收缩力。PICCO（图 4-2-1）还有反映血管张力的指标，如体循环阻力指数（systemic vascular resistance index，SVRI）及动态动脉弹性评估（dynamic arterial elastance，Eadyn=PPV/SVV）。此外，血管外肺水指数（extravascular lung water index，EVLWI）>10mL/kg 是危重患者普遍的肺水肿的诊断标准。

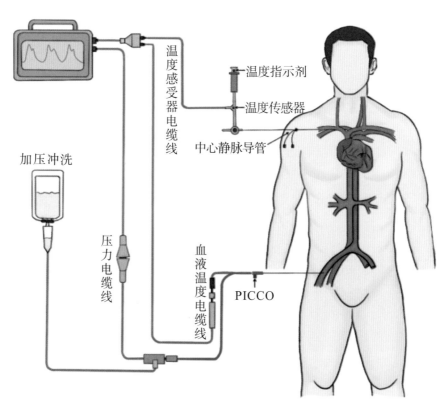

图 4-2-1 　PICCO

操作流程如下。

步骤一：评估动静脉通路的通畅情况。检查信号的稳定性及中心静脉压力、动脉压力波形，进行方波试验。

步骤二：将动静脉通路上的换能器均置于右心房水平（腋中线第四肋间），进行压力调零。

步骤三：测量中心静脉压，如果不使用连续测量，需手动输入中心静脉压，并输入患者实际的身高、体重。

步骤四：暂停经中心静脉输注的大量液体（输注速度>300mL/h）至少30s。待患者的血液温度的基线稳定后经中心静脉导管主腔快速（5s内）稳定注射温度指示剂。10min内至少重复3次，取其平均值。

步骤五：记录相关的参数。

根据 CO 优化 ECMO 的流量，这对于有效的 ECMO 治疗至关重要。这就需要在进行 ECMO 治疗之前和治疗期间监测 CO。然而，在 ECMO 运行期间进行 CO 测定时，温度指示剂可能流失到高流量的体外循环中。经肺热稀释技术不适用于 V-A ECMO，因为大量的温度指示剂会进入 ECMO 回路中，由于水箱的加温作用而产生不准确的计算结果。

三、重症床旁超声的监测及管理

重症床旁超声在 ECMO 运转中扮演的角色备受重视。它具有可以在床旁实时操作，而不会将患者暴露在辐射中和面临转运风险的内在优势。它不仅指导 ECMO 的启动，而且有助于发现和预防 ECMO 相关的一些并发症。超声的主要缺点是它依赖于操作员的水平。因此，经过专业的超声培训的人员来指导 ECMO 的管理是必不可少的环节。

超声在 ECMO 中的应用可分为以下三大类。

1.ECMO 实施前的超声检查

在 ECMO 启动前，超声检查的主要内容为心脏、肺脏和血管。在时间充裕的情况下，还可对患者的其他脏器进行基础状态床旁超声评估。通过即时超声帮助的手段，明确呼吸、循环衰竭的病因，识别有 ECMO 救治意义的患者，选择匹配的 ECMO 模式和制定实施策略等临床决策以做出更精准的判断与选择。

2.ECMO 的日常监测

由于 ECMO 患者的转运风险和困难程度高于其他的重症患者，频繁的外出检查的局限性，并且患者的氧合及血流动力学受到 ECMO 血流的影响，诸如中心静脉压、中心静脉血氧饱和度、脉搏指示连续心排血量（PICCO）等许多的监测手段使用受限，在 ECMO 运行期间，床旁超声起着非常重要且不可替代的作用。此外，基于床旁超声的即时性和可重复性，在 ECMO 运行的过程中，患者的病情变化、ECMO 相关及非相关的并发症，床旁超声可在第一时间内获取证据，可用于快速识别和协助处治。因此，推荐使用床旁超声对 ECMO 患者实施日常监测。实施 ECMO 的过程中，每日常规使用床旁超声对管路位置进行监测，有利于确保管路置于合适的位置。对 ECMO 患者插管后进行每日常规床旁超声检查，有助于早期发现操作后的血肿、血栓等并发症，以便调整抗凝策略。利用床旁超声对心脏功能的评估及每日监测是非常重要的。可以根据患者的实际情况选择需要的切面，并需多切面结合补充、综合评估。在 V-V ECMO 中，肺脏超声的每日检查可有助于观察肺部病变的趋势。其包括对胸膜腔、胸膜下肺部病变、膈肌活动度的扫查,可协助呼吸机参数、俯卧位和肺复张等治疗策略的调整。而在 V-A ECMO 中,肺部超声探查可协助呼吸及血流动力学的管理。患者的神经系统的评估也是关键的管理环节,大脑中动脉血流多普勒可协助评估脑血流灌注,协助调整 V-A ECMO 的流量。视神经鞘宽度的超声探查可协助评估和管理患者的脑水肿的情况。

3.ECMO 的撤机指导

ECMO 患者好转时,及时撤机可减少并发症;提前撤机则可能导致撤机失败。因此,评估撤机时机对 ECMO 患者至关重要。在撤机时机的把握方面,床旁超声可评估原发病的恢复程度,为准备评估撤机时机提供更多的证据。

对 ECMO 患者撤机后,仍需利用床旁超声对穿刺血管和穿刺部位进行并发症筛查,包括插管血管的血栓,穿刺部位的动脉瘤、动静脉瘘等。其余包括原发病的脏器功能监测和重症支持相关的即时超声扫查内容,则根据患者进行个体化的选择,与其他的重症患者无异。

第三节　呼吸系统的观察与监测

 一、肺功能的监测

胸部 X 线检查可以用于评价肺功能,但不能完全评价真实的肺功能且可能存在一定的误导作用。胸部 CT 可以作为一个重要的监测指标,但 ECMO 患者转运和检查时存在一定的风险。通过肺动脉导管进行血流动力学的监测,可以评价左房和左室去负荷后的压力,间接反映肺瘀血的情况。此外,在 V-V ECMO 期间使用 PICCO 进行血流动力学的监测,有助于计算血管外肺水指数,评估肺水肿的程度。近年来,重症超声成为肺功能监测的重要手段,其可以在床旁直接完成,能准确评估肺实变和肺水的情况,既解决转运风险的问题,又能真实地反映肺功能的情况。

(一)氧代谢监测

ECMO 动脉血氧分压:氧合器出口端的动脉血标本可以作为判定氧合器氧合能力的重要指标,尽管 ECMO 系统的动脉通路有对氧饱和度的监测,仍然需要定期对氧合器的氧合性能进行评判。ECMO 动脉血氧分压通常在 200mmHg 以上,通过调节氧浓度的高低,可以灵活调整 PaO_2,结合 ECMO 辅助流量的大小和患者自身的肺氧合能力及 ECMO 期间患者氧耗情况的评估,可以判断 ECMO 期间氧供是否充足合适。

有创动脉血氧分压:ECMO 期间监测有创动脉血氧分压能反映患者机体综合的氧供水

平,既有 ECMO 的功劳,又有自身肺工作的付出。ECMO 的首要任务就是为心肺减负,同时为重要脏器供应含氧丰富的动脉血。因此,在需要不同的 ECMO 辅助的患者中,动脉插管位置的不同可能导致机体不同部位的氧供存在差异,为了达到良好的心肺辅助功能,使心脏、肺脏迅速恢复,有必要保证心肺血供的有效性及氧供的可靠性。在 ECMO 期间,机体动脉血的氧分压维持正常的生理水平即可,通常在 100mmHg 左右。

(二)氧　耗

1.静脉血氧饱和度

由于 ECMO 类型的差异及静脉引流管的位置,混合静脉血氧饱和度(SvO_2)的判定意义也发生了改变。在 V-V ECMO 中,由于存在一定的动静脉无效循环,在机体氧耗方面的判定需要综合考虑。

2.脑氧饱和度

随着技术的不断革新及临床经验的不断完善,近红外光谱监测在危重患者的脑供氧、氧耗监测中发挥着不可或缺的指导作用。在临床监测中更加关注的是同一位患者在整个监测过程中脑氧饱和度的变化过程,以脑氧饱和度变化超过基础值的 25% 作为有氧供异常的界限。

3.乳　酸

临床工作中,血浆的乳酸浓度超过 4mmol/L,被称为高乳酸血症。ECMO 治疗前,组织缺氧可能导致机体的乳酸增加。有研究报道,ECMO 治疗前,动脉血的乳酸水平与 ECMO 治疗预后的生存率呈负相关,乳酸的浓度越高,生存率越低。在 ECMO 期间,随着循环呼吸功能的不断改善,乳酸水平呈逐渐下降的趋势。在 ECMO 辅助过程中,如若出现乳酸持续上升的现象,需要引起格外的注意,在排除高血糖导致的高乳酸的情况下,往往提示循环状态恶化、组织微循环灌注不足,需要及时寻找原因并研究对策。

二、动脉血气管理

在 ECMO 期间,动脉血气是直接反映患者的循环、呼吸、代谢系统变化趋势的重要指标。根据动脉血气的结果,通过调节气体流量和氧气浓度,保持氧合后动脉血氧分压(PaO_2)≤200mmHg,动脉血氧饱和度(SaO_2)≥99%,动脉血二氧化碳分压($PaCO_2$)维持在 35~50mmHg,SvO_2 维持在 70% 左右,氧气浓度一般不应低于 50%,与 ICU 医生协商调整合适的吸入氧浓度(FiO_2)及呼吸次数等呼吸机参数。对于 V-V ECMO,由于再循环的原因,SaO_2 维持在 85%~95%,PaO_2 维持在 60~80mmHg 即可。ECMO 开始的 8h 内,严密进行动脉血气监测,一旦病情稳定,就可以适当延长。

·ECMO 期间的动脉血氧分压需要从两个方面去综合评估:一方面是 ECMO 的氧合能

力,直接取决于ECMO氧合器的氧合及通气性能;另一方面是ECMO与自身肺氧合血的氧分压水平,反映患者体内有效循环动脉血的氧分压,其监测结果受自身肺氧合能力、ECMO氧合器的性能及ECMO动脉插管的位置及相对流量多少的影响。例如,通过成人股动静脉建立的V-A ECMO,股动脉血液的逆行灌注与心脏射血所致的顺行灌注在主动脉弓部位形成对立面,即自身氧合血与ECMO动脉氧合血在动脉弓水平发生混合,如果左心射血比例高,那么头臂血管及冠状动脉循环的血供主要依赖自身氧合血的供应;如果心脏自身搏动射血较低,ECMO辅助的流量高,则ECMO氧合血在头臂动脉供血中将占主要的地位。因此,从患者体内采血测定氧分压时,需要考虑采样标本的位置,综合ECMO的流量及患者自身肺功能的情况,判断全身氧供的情况及重要脏器功能恢复的情况。

三、脑功能监测

脑损伤是进行ECMO后患者普遍存在的并发症,是增加ECMO患者病死率的关键因素之一。与V-V ECMO相比,V-A ECMO更容易出现神经系统的并发症,V-A ECMO的神经系统并发症的发生率约为15%,而V-V ECMO的只为10%。由此可见,在ECMO期间对患者的神经系统进行评估至关重要。由于ECMO患者的转运存在较高的难度和风险,许多患者未进行针对性的影像学检查以及神经病学医生不常规参与ECMO治疗等,使得ECMO患者神经系统并发症的真实发病率往往被低估。随着近几年ECMO技术应用的快速革新,大家不止关注ECMO患者的成功率,更多地把目光聚焦在ECMO患者的长期的健康状况上,由此更加重视ECMO患者相关脑损伤的发生机制和评估方法。

ECMO相关并发症主要包括缺血性脑卒中、脑出血、癫痫、全脑缺血-缺血缺氧性脑病、脑死亡5种类型。在ECPR患者中,1/4的患者出现脑损伤,最常见的类型是缺血缺氧性脑损伤。脑损伤可以反映ECMO前存在的低血压及低脑灌注压、缺氧、酸中毒、电解质紊乱和/或与肝功能衰竭相关的凝血功能障碍程度。上述改变介导大脑的生理过程,导致大脑的自动调节受损。此外,脑损伤还可以由ECMO植入时的再灌注损伤引起。同样,颅内出血也在ECMO运行中常见,与高碳酸血症相关。ECMO回路相关微血栓、凝血功能异常、动脉血流状态改变以及颈静脉和颈动脉血管插管等多种因素均可加剧脑血流的改变,从而加重脑损伤。

(一)脑功能简易评分工具

目前,神经影像学和神经电生理技术发展迅速,但昏迷量表是ECMO昏迷患者最基本的评估工具,具有不可取代的临床价值。格拉斯哥昏迷指数评分(glasgow coma scale,GCS)量表内容包括睁眼反应、语言反应和肢体运动3个,其是最早应用于临床来评估意识障碍患者意识障碍程度的量表。但在ECMO支持的早期阶段,大多数患者接受镇静甚至肌松药物治疗,这些治疗会对患者的肢体运动和瞳孔变化产生影响,从而降低评估的准确性。全面无反应性量表可以测量眼部(及肢体)对指令和疼痛的反应,以及瞳孔反应和呼吸模式,提供一个更完整的脑干功能评估。

(二)脑血流量监测

磁共振是精确测定脑血流量的手段之一,但受设备、转运风险的限制,ECMO患者通常无法进行磁共振成像检查。CT灌注成像扫描技术亦可无创性监测脑灌注的情况,但在临床应用中尤其是对于ECMO患者,存在极大的不便。经颅多普勒超声可以监测脑血流,其具有无创、床边易获得性,无颅外干扰的直接动脉测量以及无任何辐射风险的有利优势,是目前测定脑灌注最常用的临床技术。

(三)脑氧饱和度监测

脑氧饱和度是反映局部组织氧供应和消耗动态平衡的重要指标,数值上近似于静脉血氧饱和度,其对于重症患者临床救治策略的制定及预后评价具有重要作用。脑氧饱和度监测方法包括两种侵入性床边技术——局部脑组织氧分压监测和颈静脉饱和度监测或非侵入性床旁监测,即近红外光谱。

(四)连续脑电图监测

连续脑电图监测可以实时动态反映患者的脑功能信息,在早期提示患者的神经功能状态,具有CT等神经影像学检查不可比拟的优势。另外,脑电双频指数是通过测定脑电图线性成分(频率和功率),将不同的镇静水平的各种脑电信号挑选出来,转化为一种简单的量化指标。

第四节　ECMO 抗凝的监测和管理

一、ECMO 抗凝的背景

体外生命支持期间,血液与外源人工表面材料持续不断地接触,使得正常生理的血液稳态被破坏,而转向高凝状态,对患者体外循环管道及用品来说,时刻存在血栓形成的风险。为了抑制血液稳态被破坏,阻止血栓形成,抗凝治疗是必不可少的。ECLS中通过抗凝,尽量抑制血小板和凝血因子的激活,从而减少血栓的形成,同时又能最大限度地维持足够的内源性凝血活性,避免出血的发生,最理想的状态是凝血和抗凝处于动态平衡。在ECMO期间,出血或栓塞等凝血系统相关并发症仍然是影响致病率及死亡的主要因素之一。ECMO抗凝管理的挑战在于充分抗凝以减少血栓形成的同时,减少出血相关并发症的发生。最佳的抗凝水平是至关重要的,贯穿整个ECMO的始末。如何获得最佳的抗凝水平是ECMO治疗面临的世纪难题。

 二、ECMO中的抗凝药物的选择

1.普通肝素(unfractioned heparin,UFH)

ECMO中全身抗凝是为了控制凝血酶的生成并将血栓栓塞和出血并发症的风险降至最低。UFH是首选的抗凝剂。UFH通过与活化的X因子和凝血酶结合,并使其失活而发挥作用。UFH并非凝血酶直接抑制剂,而是与抗凝血酶(antithrombin,AT)结合而起效。UFH可以使凝血酶—抗凝血酶结合的自然速率增加2000~4000倍。因此,UFH作为抗凝剂的作用依赖于AT的浓度。AT是一种"自杀性"物质,一旦与凝血酶和活化的X因子结合,只有通过肝脏才能进行解构。长期使用UFH将消耗内皮及血液循环中的AT。此外,UFH也会被血浆蛋白和内皮细胞表面结合而失活。UFH被血液循环中血小板释放的血小板因子4(PF4)清除,是UFH被清除最常见的原因。

UFH可在0.2%~5.0%的成人患者中引起肝素诱导的血小板减少症。肝素引起的血小板减少症在成人中比在儿童中更常见,这是一种潜在的危及生命的免疫介导的血栓前障碍,特别是在多次暴露于肝素的患者中。

尽管UFH有诸多缺点,也有报道在无肝素、无抗凝剂基础上行ECMO的可行性,但UFH仍然在ECMO治疗中必不可少。无抗凝剂的ECMO在诸如创伤等有严重出血风险的病例中可以考虑使用。

2.UFH的替代品

理论上讲,直接凝血酶抑制剂(direct thrombin inhibitor,DTI)可以作为UFH的替代品。在UFH诱导血小板减少症的病例中需要强制替换UFH。直接凝血酶抑制剂应该有一个更可预测的给药方案,因为与UFH不同的是,DTI直接与凝血酶结合而不需要AT,也不与其他的血浆蛋白结合。ECMO中最常用的两种直接凝血酶抑制剂是比伐卢定和阿加曲班。比伐卢定既能结合循环凝血酶,也能结合凝血酶,而UFH仅能结合自由循环凝血酶。比伐卢定主要由蛋白水解酶代谢,20%被肾脏排出。阿加曲班是一种单价DTI,可逆地结合并抑制凝血酶的活性位点。它主要在肝脏中代谢,主要在粪便中排泄。因其抗凝的稳定性,故此在临床上常被选择用于抗凝。

表4-4-1为ECMO中抗凝剂的作用机制及优缺点。

表 4-4-1　ECMO 中抗凝剂的作用机制及优缺点

抗凝血药	作用机理	半衰期(min)	优势	缺点
肝素	结合 AT 以抑制凝血酶和 Xa	60~90	价格便宜;和鱼精蛋白拮抗	与其他的血浆蛋白结合;肝素诱导的血小板减少症
比伐卢定	可逆结合凝血酶	25	不需要 AT	无解毒药,血瘀及肾功能不全者慎用
阿加曲班	可逆结合凝血酶	39~51	不需要 AT;不被丝氨酸蛋白酶降解	无解毒剂;可变的剂量;警惕肝功能障碍

 三、ECMO 中对凝血系统的监测

测量 UFH 和 DTI 治疗体外膜肺氧合疗效的最佳方法尚不清楚。在体外进行药物特异性抗凝监测。因此,这并没有考虑体外膜肺氧合期间体内对抗凝的内皮反应或血液/人工表面反应。这是理解凝血在患者中如何发生的一个主要限制。用于监测抗凝血的大多数凝血试验是基于血浆的试验。基于血浆的检测,如活化部分凝血活酶时间是凝血功能的部分指标,不能解释血小板功能或凝血强度。

为每个患者量身定制的策略,可以根据患者的个人基线(而不是实验室基线)、整体炎症状态(如感染性休克)、终末期器官功能障碍(肝和肾)与血小板功能,以及考虑其独特的出血和凝血风险来判断最佳抗凝的必要条件。监测抗凝水平的手段繁多,每个监测手段对抗凝工作有着指导意义。

1.激活全血凝固时间

ACT 仍是目前 ECMO 辅助中 UFH 抗凝的标准监测指标。ACT 可在床旁检测,并整体反映凝血过程中有内源性途径和共同途径。

在 ECMO 期间,ACT 通常保持在 180~220s。ECMO 期间,UFH 的浓度与 ACT 值的相关性较弱,且直接检测 UFH 的血药浓度也很难实现,所以 ECMO 中 UFH 的理想浓度并未确定。ECMO 期间,UFH 的血药浓度与对应的 ACT 值的研究报告显示,当 UFH 的浓度在 0.1~0.4IU/mL 变化时,对应的 ACT 值的范围为 110~220s。

2.传统实验室检测

活化部分凝血活酶时间(activated powtial thromboplastin time,APTT)揭示凝血的内源性途径和共同途径,是 UFH 抗凝治疗的经典监测指标。APTT 与 ACT 的相关性弱,但它与 UFH 浓度的相关性在可接受的范围内,ECMO 中对 UFH 抗凝的监测优于 ACT。APTT 基线值的 1.5 倍(50~80s)是 ECMO 治疗的目标范围,其相对应的 UFH 的浓度为 0.2~0.3IU/mL。

凝血酶原时间是外源性凝血途径和共同途径的监测指标,可用于检测凝血因子水平,指导新鲜冰冻血浆、凝血酶原复合物或冷沉淀的使用。

ECMO 期间,应当每天进行血小板计数、纤维蛋白原水平和 D-二聚体检测,以指导血小板、新鲜冰冻血浆、纤维蛋白原和抗纤溶药物的使用。

3.血栓弹力图(图 4-4-1)和血栓弹力测定

根据临床表现和标准凝血试验确定凝血基础状态(全高岭土+肝素酶血栓弹力图描记)和高岭土图形中的 R 值。

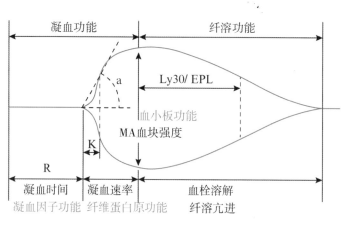

图 4-4-1　血栓弹力图

4.AT Ⅲ

每天监测血浆 AT Ⅲ 的水平直到参数稳定,之后每 2~3 天监测 1 次。进行替代治疗,维持活度>100%。ECMO 期间,"最佳"的凝血监测方法如表 4-4-2 所示。

表 4-4-2　ECMO 患者出/凝血监测频次

实验室测试	频率
ACT	q1h~q2h
APTT	q6h~q12h
抗 Xa 因子测定	q6h~q12h
血小板	q6h~q12h
国际正常化比值	q12h~q24h
纤维蛋白原	q12h~q24h
全血细胞计数	q12h~q24h
抗凝血酶水平	必要时
血浆游离血红蛋白	每日
血栓弹性成像/血栓弹性测定法	必要时出血或血栓并发症

 四、ECMO 凝血状态的调整

最佳的凝血监测是 ECMO 的关键步骤。UFH 或比伐卢定的剂量应根据 ACT、APTT 和血栓弹力图(thromboelastography,TEG)/血栓弹性测量(thromboelastometry,TEM)数据进行调整(表 4-4-3)。其他指标则可通过同种异体血制品或替代品调整。

表 4-4-3 ECMO 患者的理想出/凝血指标组合

参数	建议数值
活化凝血时间（s）	180~220
国际标准化比率	1.3~1.5
血栓弹力图中的凝血时间（s）	16~25
纤维蛋白原（mg/dL）	>100
TEM 中最大的凝块（mm）	>10
抗凝血酶活性（%）	70~80
血小板计数（个/mmc）	>80000（出血或高危患者） >45000（无出血或低危患者）
D-二聚体（μg/L）	<300

五、ECMO 抗凝治疗的并发症和处理

尽管在材料和技术上有所改进，出血和血栓栓塞并发症仍然是 ECMO 治疗的主要威胁，也是最常见的致死原因。除了脑卒中、肠系膜梗死和外周动脉血栓等主要的血栓事件外，微小血栓形成被认为是 ECMO 患者缺血性器官功能障碍的主要原因，详见表 4-4-4。

表 4-4-4 ECMO 出血和血栓栓塞事件的风险因素

出血因素	血栓原因
肝素抗凝过量	肝素抗凝不足
凝血因子消耗	获得性抗凝血酶缺乏
纤维蛋白原水平低	蛋白 C-S 复合物消耗
血小板减少	组织因子途径抑制物消耗
血小板功能障碍	内皮细胞功能障碍
纤溶亢进	肝素诱导的血小板减少症
获得性血管性血友病	脏腔室血液瘀滞
外科手术部位出血	内毒素

第五节 Swan-Ganz 导管的监测及管理

一、Swan-Ganz 导管

将前端带有气囊的 Swan-Ganz 导管经外周静脉插入肺动脉，可以测得右房压、肺动脉压、肺毛细血管楔压（pulmonary capillary wedge pressure, PCWP），并可采用热稀释法测定心排血量，还可通过此导管抽取混合血标本，得到多项血流动力学的监测指标。

1.左心室功能

左心室功能的改变可以通过二尖瓣传导到左心房,准确可靠的左房压(left atrial pressure,LAP)可以直接反映左心室的功能改变。LAP作为反映左心功能状态的实时监测指标,在ECMO期间和许多重症心脏病患者手术期间需要监测。而且为了有效保护左心室功能,ECMO期间经常通过LAP来判定患者的有效血容量的多少,从而防止左心系统过重的前负荷而影响心脏的休息和功能的恢复。成人LAP可以通过Swan-Ganz导管测得的PCWP来反映。小儿可以选择单腔较细的静脉穿刺管,通过上腔静脉经房间隔放入左心房进行直接测压;也可在心脏手术的过程中,经手术切口通过右心房及房间隔到左心房放置细的左心房测压管。在放置左心房测压管时,需注意管口的位置,过深时容易到达二尖瓣口,测得的LAP过高;过浅时又容易从左心房中脱出,此时可以通过测压管来抽血样、测血气,根据血氧饱和度的情况来判定测压管所在的位置。

2.右心室压力

右心室压力(right ventricular pressure,RVP)的血流动力学包括收缩期压力和舒张期压力。正常的右心室收缩压为15~30mmHg,平均为25mmHg,右心室舒张压接近零水平。

(1)右心室收缩压升高见于:①肺血管阻力增加,如过敏、应用缩血管药物等;②静脉引流不充分;③肺动脉高压;④右心室流出道狭窄;⑤先天性心脏病的左向右分流。右心室舒张压升高的原因同右心房压力升高。

(2)右心室收缩压降低见于:①低心排血量综合征;②低血容量;③心律失常;④心脏压塞。右心室舒张压降低见于:①三尖瓣狭窄;②低血容量。

3.肺动脉压

肺动脉压(pulmonary artery pressure,PAP)反映右侧心腔和血管的压力变化。正常的肺动脉收缩压为20~30mmHg,等于右心室收缩压;肺动脉ECMO监测及管理的舒张压为8~12mmHg,接近于右心室舒张期末压。

(1)PAP升高见于:①药物过敏、应用缩血管药物等;②肺血管阻力增加,如原发性肺动脉高压;③使肺血流增加的疾病,如心内的左向右分流。

(2)PAP降低见于:①低血容量;②肺动脉或肺动脉瓣狭窄;③右心室功能不全;④换能器发生故障。

4.PCWP

PCWP可以直接反映左心房压力并提供左心室舒张期二尖瓣开放时的压力情况。正常的PCWP为4~12mmHg。小儿一般不需要测量PCWP,可以直接测量左心房压力。

(1)PCWP升高见于:①左心功能不全;②低心排血量综合征;③容量负荷过重;④二尖瓣狭窄;⑤心源性休克;⑥左心室顺应性下降;⑦左心房黏液瘤阻塞。

(2)PCWP降低见于:①低血容量;②换能器的位置校零不正确。

5.护理要点

（1）根据病情及时测定各参数，将换能器置于心脏水平，每次测压前均应校零。

（2）及时纠正影响压力测定的因素，如咳嗽、呕吐、躁动、抽搐和用力等均可影响测定值，故应在安静休息 10~15min 后再行测压。

（3）利用加压包维持气袋压力在 300mmHg，使无菌肝素冲洗液（浓度：1~2μ/mL），持续 2~4mL/h 冲洗，保证监测压力管路系统通畅。

（4）固定管道以防移位或脱出。当波形变化时，应调整位置，使其准确，必要时做床旁 X 线检查来了解导管的位置。

（5）测定 PCWP 时充气量不超过 1.5mL，应间断、缓慢地充气，以免气囊破裂，或引起肺出血。

（6）严格执行无菌技术操作，测压时注意预防污染。

（7）持续进行心电监护，严密监测心律变化，拔除导管时应在心电监护下进行。

二、V-V ECMO 与 V-A ECMO 血流动力学监测及管理的比较

V-V ECMO 与 V-A ECMO 血流动力学监测及管理的比较见表 4-5-1。

表 4-5-1 V-V ECMO 与 V-A ECMO 血流动力学监测及管理的比较

血流动力学指标	V-V ECMO	V-A ECMO
系统灌注	心脏排出	循环血流和心脏排出
动脉压	波形明显	波形受抑制
中心静脉压	评价血容量	无明显的意义
肺动脉压	不受 ECMO 流量的影响	与 ECMO 的流量有关
右-左分流的影响	无影响	混合静脉血进入灌流血流中
左-右分流的影响	对 ECMO 流量无影响	肺脏灌注量升高，需增加灌注流量
充足的气体交换所需的流量	100~120mL/(kg·min)	80~100mL/(kg·min)
动脉氧合	ECMO 流量控制	维持在 80%~95%
CO_2 排出	通过尾气和氧合器	通过尾气和氧合器
呼吸机参数降低	迅速	缓慢

第六节 与 ECMO 专科相关的护理技术

一、ECMO 患者的血气分析采样技术

规范的操作可有效降低标本的重采率，减少采血并发症的发生，提高动脉血气分析检

测结果的准确性。对 ECMO 患者来说,膜肺可以帮助患者进行气体交换,吸入氧气,排出二氧化碳,随着膜肺使用时间的变长,逐渐形成血栓,临床上通过采集膜前、膜后血气来评价膜肺功能。膜式氧合器出口端的动脉血标本是作为膜肺氧合能力的重要指标。

图 4-6-1 为氧合器膜后采血点。

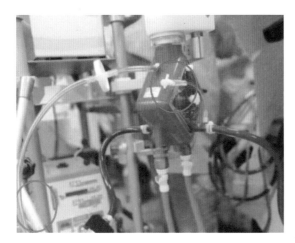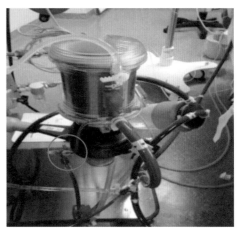

图 4-6-1　氧合器膜后采血点

ECMO 泵后为正压,与 ECMO 流量相关,流量为 4~5L/min 时可达 150~200mmHg,甚至更高。采集过程中两人配合,保证无菌操作。

二、机体有创动脉血标本

一般监测右手桡动脉血标本,反映患者机体自身氧气供应的水平。

(一)开放式动脉导管的标本采集

1.采血物品准备:10~20mL 一次性注射器数个、消毒剂、医用手套、无菌纱布、锐盒器、标本盒。

2.患者准备:患者身份识别,核对患者的身份信息,如床号、姓名、住院号、检验申请单等。在清醒患者穿刺前,应向清醒患者耐心解释操作程序,做好沟通,取得患者的配合。

3.患者评估:评估患者的体温、氧疗方式、呼吸机参数、吸氧浓度、ECMO 的气流量及氧浓度等。如吸氧浓度或 ECMO 气流量、氧浓度等有改变,采血前宜至少等待 20~30min,已达到稳定的状态。需要注意的是,严禁在负压段(泵)前进行采血。

4.稀释血液移除:执行标准预防,佩戴手套,消毒采血处的三通,连通注射器与患者的动脉端,抽出是导管无效腔体积 3 倍(或按说明书要求)的混合血液,将三通转动至三不通(患者端、空气端、冲洗液端)状态。

5.标本采集:移除注射器,连接动脉采血器与三通连接头,打开三通,待血液自动充盈到预设的位置,关闭三通,分离动脉采血器。

6.排气:若血标本中有气泡,应使用安全排气方法,翻转采血器,将纱布置于动脉采血器的上端,轻推针栓,缓慢排出气泡。使用具有自动排气功能的采血器时可不执行此操作。

7.标本处理:拔针后立即封闭动脉采血器,并根据产品说明书的要求,使血液与动脉采血器内的抗凝剂充分混匀,标记标本。混匀的操作手法如下:轻柔地将采血器颠倒混匀5次,掌心搓动5s。

8.稀释血液处理:一般建议废弃混合血液,但对于需要特别关注失血问题的患者,在保证混合血液未出现血凝块及无污染风险的情况下,可考虑回输入患者的体内。

9.封管或冲洗导管:按压冲洗阀门,冲洗动脉导管。转动采血处的三通,将三通内的血液冲洗干净,关闭三通。冲洗液可选用0.9%的生理盐水或含肝素的生理盐水冲洗液。

(二)封闭式动脉导管的标本采集

封闭式导管采血系统,包含了压力传感器、生理盐水的加压袋、采血窗。

1.采血器准备:将动脉采血器从无菌包装中取出,按照产品说明书的要求,将针栓调整到预设的位置。采血器具:注射器使用含有冻干肝素盐或其他适当抗凝剂的自充式、高密度聚丙烯材质、一次性使用的动脉采血器。

2.稀释血液移除:戴手套,打开截止阀,将封闭注射器与患者的动脉端相通,抽出是导管无效腔体积3倍(或按说明书要求)的混合血液,关闭截止阀。

3.标本采集:消毒采血窗,将动脉采血器与采血窗连接,待血液自动充盈采血器后,将动脉采血器与导管分离。

4.排气、标本处理:同开放式动脉导管的标本采集。

5.稀释血液处理:打开截止阀,将封闭注射器内的混合血液缓慢回输给患者。

6.冲洗导管:按压冲洗阀门,冲洗动脉导管。

注意事项:经动脉留置导管采集时原则上应先去除是导管无效腔体积3倍的混合血液气泡,其体积仅占标本体积的0.5%~1.0%,也可能引起PaO_2结果出现明显偏差。故不慎引入气泡时,取样后立即排除标本混匀及运送过程中勿用力震荡,且不宜使用气动传送装置传输标本,避免标本溶血。标本封闭后需要充分混匀,要避免标本放置的时间过长,上机前可根据产品说明书再次混匀并去除采血器顶端无效腔中的一两滴血液,防止检验错误及堵塞仪器管路。

三、ECMO回路的压力监测

ECMO回路中可包含多个监测器,其包括测量总回路血流量和独立的静脉、动脉超声测量器。其中,有3个重要环节需测量压力,包括离心血泵前,防止过度抽吸;气体交换装置前和后；氧合器前后（跨膜）的压力差增加，提示氧合器内部的阻力增加。通过对氧合器进、出的压力与压力差的监测，可得知患者的血量及血压高低、动脉插管是否受阻、氧合器中是否有血块、循环管路是否有血块。例如，氧合器出口的压力上升，可能是由于患者动脉插管扭折或高血压及高血容量造成的；氧合器进出口的压力差上升，最有可能是由于在气体交换装置中有血块形成。图 4-6-2 为成人 ECMO 管路图解。

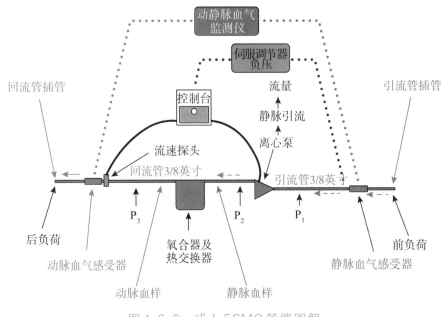

图 4-6-2　成人 ECMO 管路图解

（一）回路压力监测点

1.P_{inlet}：入口压力，即将血液从患者引流到泵产生的负压。对于滚轴泵，应使用伺服入口泵调节器，以确保重力虹吸不会因过度负压或各种接头或三通吸入空气而产生气穴。对于离心泵，可通过回路压力监测装置来监测入口压力。在某些泵中，当超过负压极限时，该装置可自动调节泵的转速。

2.P_{pre}：（膜前压）氧合器前压力，即泵和氧合器之间的压力。

3.P_{post}：（膜后压）氧合器后回路中的压力。

4.ΔP：跨膜压力梯度或压力下降，由氧合器前和氧合器后的压力差确定，反映氧合器内的阻力。

（二）压力、流量和转速之间的关系——可能的原因和纠正措施

压力、流量和转速之间的关系——可能的原因和纠正措施见表 4-6-1。

表4-6-1 压力、流量和转速之间的关系——可能的原因和纠正措施

P_{inlet}	P_{pre}	P_{post}	$\triangle P$	流量	转速	可能原因	纠正措施
↓	↓	↓	↓	↓	=	血容量不足、心脏压塞、气胸、引流管的插管位置不当或管路弯折、引流管插管凝血	扩容、排除心脏压塞和气胸、检查管路与引流管插管的通畅性以及位置
↑	↓	↓	↓	↓	↓或=	驱动泵故障、ECMO管路内凝血或进气	立即手摇泵、更换备用的驱动泵、排气、更换ECMO套包
↑	↑	↓	↑	↓	=	氧合器失效（栓塞）	更换ECMO套包或氧合器
↑	↑	↑	↓	↓	=	驱动泵后负荷增加（V-A ECMO中出现高血压，回血端插管弯折或凝血）	检查回血端插管和ECMO管路的通畅性及位置

(三)ECMO压力监测装置

1.集成监测系统的ECMO设备

随着技术的不断进步,ECMO组件的集成度进一步得到提高。ECMO设备逐渐配备了一个全面的监测系统。监测项目有基础的转速和流量,整合的探头,多个外接的压力传感器可持续性监测ECMO环路多点压力及血液参数。便携式ECMO设备需要比常规ECMO设备有更全面的监测系统。除了必要的流量传感器、压力传感器和温度传感器外,便携式ECMO设备还需要对一系列的血液参数(如红细胞比容、血红蛋白和氧饱和度等)进行监测,更重要的是内置电池的续航能力有助于医疗机构将其应用于医院急救和院前急救。

2.外接压力传感器监测

外接压力传感器监测的基本元件包括压力传感器/换能器、压力线及数据记录和显示装置。传感器可感知压力信号,并将其转为电子信号。监测ECMO目标压力时需将压力换能器通过管道接入相应的部位。为了获取准确的数值,通常在压力监测装置处调整零点,执行静态校准的过程。附加了连接管路后,压力换能器的反应时间和反应频率将受到明显的影响,这将导致压力估测值偏低,特别在频率较高时,这一现象更加明显。为了使连接管路对压力监测的影响最小化,连接的管路应尽可能短。连接压力换能器两端的管路在类型、直径及长度上应保持一致。

第七节 ECMO患者的镇静和镇痛管理

镇静、镇痛是ECMO患者管理的关键环节。与机械通气患者不同的是,ECMO患者镇静、镇痛的最佳管理策略没有明确的定义。ECMO状态下需要镇静、镇痛,减轻患者的应激和不适,以减少氧耗,促进人机同步,并防止患者躁动,有利于免疫稳定。然而,对于在ICU接受ECMO治疗的危重患者,使其达到理想的镇静水平并减少谵妄发生仍然是一个挑战,这主要是由于镇静、镇痛方案的思维模式的转变以及常用的镇静、镇痛药物药代动力学的改变。

 一、镇静、镇痛的目的和策略

(一)ECMO患者实施麻醉、镇静的目的

1.消除或减轻患者的疼痛及躯体不适感,减少不良刺激及交感神经系统的过度兴奋。帮助和改善患者的睡眠,诱导遗忘,减少或消除患者对其在ICU治疗期间关于病痛的记忆。

2.减轻或消除患者的焦虑、躁动,甚至谵妄,防止患者的无意识行为(例如挣扎)干扰治疗,防止不当的身体活动和管道脱出,保护患者的生命安全。

3.降低患者的代谢速率,减少其氧耗,使得机体组织氧耗的需求变化尽可能与已受到损害的氧输送状态相配合,并减轻各器官的代谢负担;使患者在安静、舒适的状态下顺利度过ECMO的支持治疗。

(二)ECMO镇静、镇痛治疗的特点

ECMO患者在不同时期需要不同深度的镇静、镇痛:一方面,其需要镇静和镇痛的时间远远长于手术麻醉的时间;另一方面,其深度又要求患者尽早恢复自主呼吸,并尽可能保留自主呼吸,保护基本的生理防御反射和感觉运动功能,甚至需要定时唤醒以评估其神志、感觉与运动功能。同时,由于有多器官功能障碍,且往往合并多种治疗手段和药物,必须考虑彼此间的相互影响。

因此,ECMO患者具有镇静和镇痛药物的累积剂量大、药代/药效动力学不稳定、需要经常判断镇静和镇痛的程度、随时调整药物的种类与剂量等诸多不同于手术麻醉的特点。

(三)镇静、镇痛的策略

体外生命支持组织建议,插管期间和插管后的12~24h内将患者的镇静程度减至浅麻醉点,最大限度地减少耗氧量,可实现更好的循环血流,并优化通气。避免在插管过程中自发呼吸可能导致空气栓塞,将新陈代谢的速率最小化,避免运动可能导致插管困难,使患者感到舒适。在器官功能稳定后,建议停止所有的镇静药物以进行彻底的神经系统检查(意识、神经反射)。再根据患者的病情及患者的焦虑和躁动程度,调整镇静、镇痛的目标。对于暴发性心肌炎患者,实施V-A ECMO支持的过程中,根据病情,调整镇静、镇痛的目标,维持患者浅镇静或清醒舒适的状态;对于V-V ECMO支持的ARDS患者,推荐以镇痛为主的浅镇静的策略,并早期积极进行物理治疗及康复运动。值得强调的是:进行镇静时,对于同时存在疼痛因素的患者,应首先实施有效的镇痛。镇静则是在去除疼痛的基础之上帮助患者克服焦虑,诱导睡眠和遗忘的进一步治疗。

 二、药物的应用

(一)ECMO的药代动力学和药效学

在ECMO期间,药代动力学(pharmacokinetics, PK)和药效学(pharmacodynamics, PD)原理发生了变化。ECMO的循环管路(包括管道、氧合器和泵头)增加了药物吸附和封存的表面积,从而导致某些药物的分布量(Vd)增加;在启动阶段,ECMO预充液稀释了血液,可能也会导致亲水性药物的Vd升高。药物的理化特性包括分子大小、解离常数(pKa)、电离程度、亲脂性和血浆蛋白结合。由辛醇/水分配系数(logP)和血浆蛋白结合百分比表示的亲脂性程度对ECMO回路中的螯合药物有重要影响。另外,患者疾病的本身的特异性因素,例如血清蛋白水平降低和器官功能障碍的进展,也可能导致PK/PD的改变。

(二)患者相关的因素

在药物选择的过程中,与患者相关的因素主要包括①年龄:老年患者表现出不同的药代动力学和药效学,药物的清除率降低,对镇痛剂、镇静剂和抗精神病药的敏感性增加,容易出现药物不良反应,谵妄的发生概率高。相比之下,年轻患者可能需要更高剂量的镇痛剂、镇静剂和辅助药物,此类人群患谵妄的风险较低,对阿片类药物和苯二氮䓬类药物的耐受性更强。②器官功能障碍:重症患者易出现器官功能障碍,急性或慢性器官功能障碍(如急性肾损伤、脓毒性心肌病、急性肝功能障碍)导致的药代动力学和药效学变化,影响药物的清除。

(三)镇痛药物的选择

对于接受ECMO治疗的患者,常用的镇痛药物包括阿片类药物芬太尼及其衍生物,建议应用可连续输注的静脉镇痛药。临床中应用的阿片类药物多为μ受体激动药,具有镇痛效果强、起效快、可调性强、价格低廉等优点。常用的药物有吗啡、芬太尼、瑞芬太尼、舒芬太尼、布托啡诺等。所有的阿片受体激动药的镇痛作用的机制相同,但对于某些作用,如组胺释放,鉴于峰值效应的时间,其作用的持续时间等存在较大的差异,应用时应根据患者的特点、药理学特性及不良反考虑来选择药物。

阿片类药物的不良反应有:①免疫抑制;②药物积累导致呼吸抑制,可能影响呼吸机的撤离;③成瘾性、依赖性;④长时间使用后的痛觉过敏和慢性疼痛综合征;⑤影响胃肠蠕动。

1.吗 啡

吗啡是水溶性阿片类药物,在ECMO管道系统中被吸附的量小,治疗剂量的吗啡对血容量正常的患者的心血管系统一般无明显的影响。低血容量患者则容易发生低血压,在肝、肾功能不全时其活性代谢产物可造成延时镇静及不良反应加重。

2.芬太尼

芬太尼具有强效的镇痛效应,其镇痛效价是吗啡的100~180倍,静脉注射后起效快,作用时间短,对循环的抑制较吗啡轻。由于其吸收速度较快,在ECMO中应适当增加剂量以维持所需的镇静水平,重复用药后可导致明显的蓄积和延时效应。快速静脉注射芬太尼,可引起胸壁、腹壁肌肉僵硬而影响通气。

3.瑞芬太尼

瑞芬太尼是新的短效μ受体激动剂,在ECMO期间可用于短时间镇痛的患者,需要长时间镇痛时可采用持续输注。瑞芬太尼的代谢途径是被组织和血浆中非特异性酯酶迅速水解。代谢产物经肾排出,清除率不依赖于肝肾功能。在部分肾功能不全患者的持续输注中,没有发生蓄积作用。其对呼吸有抑制作用,但停药后3~5min恢复自主呼吸。

4.舒芬太尼

舒芬太尼是一种合成类阿片类药物,起效快,药效比芬太尼高5~10倍。高蛋白结合(91%~93%),由肝脏代谢,并作为代谢物在尿液中排泄(2%不变,80%代谢物)。舒芬太尼药代动力学在ECMO患者中存在很大的变异性,这是由于ECMO、药物特性和疾病因素的结合。由于与危重疾病、血液稀释和ECMO回路隔离有关的生理变化,分布容积发生了变化,而清除率则因V-A ECMO中的器官功能障碍和非脉动流而变化。一项有关舒芬太尼PK和ECMO体外分析的文献分析显示了ECMO回路中24h内舒芬太尼损失了83%。

5.布托啡诺

布托啡诺主要激动κ阿片肽受体,对μ受体则具有激动和拮抗的双重作用。它主要与中枢神经系统中的这些受体相互作用而间接发挥其药理作用,包括镇痛作用。除镇痛作用外,对中枢神经系统的影响有减少呼吸系统自发性的呼吸、咳嗽、兴奋、呕吐、缩瞳以及镇静等药理作用。其作用可能是通过非中枢神经系统作用机制实现,如改变心脏血管(神经)的电阻和电容、支气管运动张力、胃肠道分泌、运动肌活动及膀胱括约肌活动。

对于血流动力学稳定的患者,对于镇痛应首先考虑选择吗啡,因为它是水溶性药物,在

ECMO 期间受管路吸附的影响较小,易于控制。对于血流动力学不稳定和肾功能不全的患者,可考虑选择芬太尼或瑞芬太尼;对于急性疼痛患者的短期镇痛,可选用芬太尼;瑞芬太尼是新的短效镇痛药,可用于短时间镇痛或持续输注的患者,也可用于肝肾功能不全的患者。持续静脉注射阿片类镇痛药物是 ECMO 治疗常用的方法,但需根据镇痛效果的评估不断调整用药剂量,以达到满意镇痛的目的。

非药物镇痛治疗包括心理治疗、物理治疗等手段。研究证实,疼痛既包括生理因素,又包括心理因素。在疼痛治疗中,应首先尽量设法去除疼痛诱因,并积极采用非药物治疗;非药物治疗能降低患者疼痛的评分及其所需镇痛药的剂量。

(四)镇静药物的选择

在 ECMO 期间,苯二氮䓬类药物多用于深度镇静的患者。此类药物激活中枢神经系统 γ-氨基丁酸受体,产生镇静、催眠、遗忘、抗焦虑和抗惊厥的作用。由于受体的结合能力、分布及与蛋白质结合的能力在个体间存在较大的变异性,因此在接受 ECMO 治疗患者的镇静管理中,需要进行个体剂量调整和血药浓度监测,并根据临床的实际情况来评估接受治疗者的器官功能储备,实行个体化目标导向治疗,同时应避免连续单独输注苯二氮䓬类药物来实施镇静。

1.咪达唑仑

ECMO 常用的苯二氮䓬类药为咪达唑仑。其具有起效快,心血管反应轻,可降低耗氧量,价格低的特点。但有证据表明,ECMO 回路的聚合物的成分会隔离咪达唑仑,导致生物利用度降低,咪达唑仑从开始到稳态的药物半衰期延长 5 倍,50% 的药物在第 1 个小时内被隔离到回路中。对于需要深镇静的患者,成人体外膜肺氧合临床应用的专家共识建议予以咪达唑仑滴定来达到镇静目标。

2.丙泊酚

丙泊酚是一种广泛使用的静脉镇静药物;特点是起效快,作用时间短,撤药后迅速清醒,且镇静深度呈剂量依赖性,容易控制镇静深度。但丙泊酚在成人 ECMO 患者中的使用相对有限。丙泊酚是一种 10% 的脂肪乳剂,被认为与膜式氧合器的阻塞有关,对于许多人来说,对氧合器故障的恐惧阻止了在接受 ECMO 的患者中使用丙泊酚。与此同时,也有多项前瞻性研究证实与咪达唑仑相比,丙泊酚镇静对体外膜肺氧合患者的氧合器的运行时间没有负面影响。ECMO 系统存在药物吸附,长时间静脉输注丙泊酚可能导致丙泊酚输液综合征,因此不建议长时间使用,但也鉴于其起效快,作用时间短,撤药后能让患者快速清醒,丙泊酚更适合在 ECMO 拔管前即刻使用。

3.右美托咪定

右美托咪定是一种高选择性、短效的 α-2 肾上腺素受体激动剂。其具有一定的镇痛作用、抗焦虑作用、交感神经松弛作用,对缺血和缺氧损伤的器官有保护作用。与传统的镇静药相比,其能提供模拟自然睡眠的神经药理特征。体外ECMO药代动力学变化评估表明,右美托咪定在ECMO回路中有很大程度的药物隔离,但它对血流动力学的影响小,无遗忘和呼吸抑制作用。建议直接采用微量泵注,不推荐使用负荷剂量,推荐从小剂量开始,滴定至合适的镇静深度。

在ECMO镇静管理中,长期使用阿片类药物和苯二氮䓬类药物与谵妄的发生率高有关。因此,推荐在ECMO启动后尽快达到浅镇静的状态,减少谵妄及戒断症状的发生率,可予以右美托咪定来实现清醒镇静,并在72h内建立流程化的运动方案,建议早期运动,改善患者的预后。

三、ECMO镇静、镇痛的监测

无监测,勿镇静。监测应该贯穿实施镇静、镇痛开始前和镇静、镇痛治疗开始后的全程。

(一)常用的疼痛评估工具

语言评分法(verbal rating scale,VRS)是按从疼痛最轻到最重的顺序,以0分(不痛)至10分(疼痛难忍)的分值来代表不同的疼痛程度,由患者自己选择不同的分值来量化疼痛的程度。

视觉模拟法(visual analogue scale,VAS)是用一条100mm的水平直线,将两端分别定为不痛到最痛。由被测试者在最接近自己疼痛程度的地方画垂线标记,以此量化其疼痛强度。VAS已被证实是一种评价老年患者急、慢性疼痛的有效且可靠的方法。

数字评分法(numeric rating scale,NRS)是一个从0~10的点状标尺,0代表不疼,10代表疼痛难忍,由患者从上面选一个数字来描述疼痛。其在评价老年患者急、慢性疼痛的有效性及可靠性上已获得证实。

面部表情评分法(faces pain scale,FPS)由6种面部表情及0~10分(或0~5分)构成,程度从不痛到疼痛难忍。由患者选择图像或数字来反映最接近其疼痛的程度。FPS与VAS、NRS有很好的相关性,可重复性也较好。

术后疼痛评分法(Prince-Henry评分法)主要用于胸腹部手术后疼痛的测量,从0分到4分共分为5级。

重症监护患者疼痛评估(CPOT评分)量表包括面部表情、动作、肌张力、发声/对机械通气的依从性等4个疼痛行为,每个条目0~2分,总分0~8分。其中,0代表不痛,8代表最痛,是一种特别为无法交流的ICU患者开发的疼痛行为客观量表。

（二）镇静、镇痛的评估

在实施镇静的过程中，根据 ECMO 支持需求及器官功能状态个体化选择镇静深度，实施目标导向的镇静策略。对于早期需要实施深静脉患者，应对其实施每日唤醒，评估患者的神经功能状态。目前，临床常用的镇静评分方法有躁动镇静评分、Riker 镇静躁动评分等主观性的镇静评分以及脑电双频指数等客观性的镇静评估方法。

1.主观评估

躁动镇静评分（richmond agitation-sedation scale，RASS）和镇静躁动评分（sedation agitation scale，SAS）是评估成年 ICU 患者镇静质量与深度最为有效和可靠的工具。

2.客观评估

当患者的意识水平发生改变时，深度镇静及应用神经肌肉阻滞剂时，无法可靠地评估其镇静、镇痛的状态，可考虑采用客观的监测方法。目前，镇静深度的客观评估手段主要是以脑电信号处理为基础的量化脑电图（quantitative electroencephalogram，qEEG）监测技术为主，常用的有脑电双频指数（bispectral index，BIS）、Narcotrend 指数（narcotrend index，NI）、患者状态指数（patient state index，PSI）、听觉诱发电位（auditory evoked potentials，AEPs）和熵（entropy）等。其中，应用得最广泛的是 BIS。BIS 的原理是将脑电图的功率和频率经双频分析得出混合信息，通过标准化和数字化处理，最后转化为一种简单的量化指标（0~100），以反映大脑皮层的功能状况和意识水平。100 表示完全清醒，0 表示完全无脑电活动，40~60 为全身麻醉状态，60~80 是清醒镇静。

四、镇静、镇痛治疗的管理

镇静、镇痛治疗的管理是 ECMO 患者护理中的重要的考虑因素。最近的证据表明，镇静、镇痛方案旨在将程序最小化和更轻便地进行镇静，以改善临床结局。在实施镇静的过程中，根据 ECMO 支持需求及器官功能状态个体化来选择镇静深度，使用有效、可靠的评估工具，定时监测疼痛、镇静深度和谵妄。同时，需要注意神经功能的监测，建议使用脑电图、脑电双频指数、麻醉/脑电意识监测系统及脑氧监测。对患者实施每日间断唤醒以及让患者早期运动以减少镇静、镇痛药物的使用，从而减少与这些药物有关的不良反应。

（一）早期舒适化的策略

欧洲危重病学会前主席 Vincent J L 教授于 2016 年提出了 eCASH 理念（即早期舒适化、使用镇痛、最小化镇静、最大化人文关怀）。eCASH 理念的终极任务是为 ICU 患者实现全程舒适；提倡的镇痛原则是个体化镇痛与多模式镇痛，eCASH 代表 ICU 以患者为中心的护理的新模式。

（二）早期目标导向镇静

早期目标导向（early goal-directed sedation，EGDS）是在充分镇痛的基础上，应用重症监护疼痛观察工具（critical-pain observation tool，CPOT）评分、躁动镇静评分（RASS）对镇静、镇痛深度进行评估，由床位医生设定镇静、镇痛的目标（RASS 为 -2~1 分，CPOT 为 0~4 分），护士根据镇静评分来调整药物剂量以达到目标水平，要求测定的时间间隔是每 4 小时 1 次，要求在气管插管后早期（12h）对预计机械通气时间超过 24h 的患者进行调控的策略。

（三）ABCDEF 集束化策略

该集束化策略的具体内容包括预防、评估和管理疼痛；自发觉醒和自发呼吸试验；麻醉和镇痛的选择；谵妄的评估、预防和管理；早期活动和康复锻炼；家属的参与和授权。

（四）疼痛深度的监测

应用疼痛评估量表对疼痛程度打分，对疼痛进行量化，是评估镇静、镇痛的基础。临床指南建议，能正常交流的患者自行参照数字评分法（NRS）进行打分。对于不便或不能交流的患者，尤其是机械通气后进行镇静治疗的 ECMO 患者，由于这些局限性，在重症监护病房中需要其他的疼痛评估方法。床旁护理人员可使用疼痛行为量表（behavioral pain scale，BPS）或重症监护疼痛观察工具评估。当 NRS 的评分不小于 4 分，BPS 的评分大于 5 分或 CPOT 的评分不小于 3 分时，评估为显著疼痛。

（五）监测与药物相关的不良反应

在 ECMO 患者处于长时间镇静、镇痛治疗的期间，应尽可能对其实施每日唤醒计划，观察患者的神志。多种镇静、镇痛药物都可产生呼吸抑制，护理上需评价呼吸运动功能，密切观察患者的呼吸频率、幅度、节律、呼吸周期比和呼吸形式。

加强护理及呼吸治疗，预防肺部并发症。在患者接受镇静、镇痛治疗的过程中，应加强护理，缩短翻身、拍背的间隔时间，酌情给予背部叩击治疗和肺部理疗，结合体位引流，促进呼吸道分泌物排出，必要时可应用纤维支气管镜协助治疗。在清醒 ECMO 期间，鼓励患者进行肢体运动与咳痰。

镇痛和镇静治疗对循环功能的影响主要表现为血压、心率（律）变化。ECMO 支持的患者必须进行严密的血流动力学监测，力求维持血流动力学平稳，必要时应给予血管活性药物。镇痛和镇静不足时，患者可表现为血压高、心率快，有时会出现肢体躁动，此时不要盲目给予药物来降低血压或减慢心率，应结合 ECMO 的流量和临床表现进行综合评估，充分镇痛，适当镇静，并酌情采取进一步的治疗措施。必要时只有在充分镇痛和镇静治疗的基础上,方可以考虑使用肌松药物。

阿片类镇痛药可抑制肠道蠕动,进而导致便秘,并引起恶心、呕吐、肠绞痛及奥狄括约肌痉挛;酌情应用刺激性泻药,可减少便秘。患者在镇静、镇痛期间若出现药物不良反应,应加强监测及调整。如有精神相关的问题,如躁动、失眠、谵妄等,应进行专科会诊。医护人员采用ICU谵妄诊断的意识状态评估法(CAM-ICU)和ICU谵妄筛查量表(ICDSC)来评估是否出现谵妄,若CAM-ICU的结果为阳性或ICDSC的分数大于或等于4分,便可评估为谵妄状态。早期活动及康复锻炼能有效减少镇静、镇痛药物的用量,降低ICU患者发生谵妄的概率。近年来,国内外医护人员逐渐意识到早期康复对V-V ECMO患者的肌肉力量、机械通气时间、住院时间等方面产生的积极影响,并开始尝试对其进行早期康复。

第八节　ECMO 患者的营养支持

营养是危重患者支持性护理的支柱,与所有重症监护病房的患者一样,营养支持也与ECMO患者有关。为ECMO患者提供充足的营养支持存在重大的挑战。这些患者可能是ICU中病情最严重的患者,其营养不良的风险更高,并且需要足够的营养支持,以保证免疫功能、体内平衡,以及从危重疾病中获得可接受的恢复。掌握ECMO患者的代谢状况、代谢储备和营养,可以合理、有效地对ECMO患者进行营养支持,可能会减轻患者体重的下降,降低并发症的发生率和死亡率。

 一、ECMO 患者的营养代谢

接受ECMO支持治疗的患者经常表现出高代谢状态,在强烈的应激下,机体分解代谢增加,胰岛素分泌减少,胰岛素起抵抗作用;胰高血糖素和儿茶酚胺等促进了脂质、蛋白质的分解,脂肪和肌肉的消耗迅速增加,患者易发生衰弱,进而出现营养不良。与ICU的普通患者不同的是,ECMO患者经历了一些生理变化,可能损害脏器的血流和延迟胃排空,增加肠缺血的风险,即患者早期处于严重的休克状态,血流动力学不稳定,ECMO的平流灌注模式使胃肠道处于低灌注的状态,血管活性药物的使用会加重胃肠道缺氧、缺血、黏膜通透性增加、细菌易位以及由此引起的菌血和毒血症的风险增加,甚至有多器官功能障碍特别是心功能不全风险加重。

 二、ECMO 患者的营养筛查与评估

入院后24~48h内有必要对ECMO患者进行全面的营养评估,确定患者的营养不足的程度、疾病的严重程度、代谢状态、炎症应激等。目前,可应用的筛查工具包括危重患者营养风险(NUTRIC)评分。NUTRIC评分是为危重患者对疾病的严重程度进行评估并经验证的营养风险评估工具。项目内容包括年龄、急性生理与慢性健康评分(acute physiology and chronic health evaluation，APACHE)、序贯器官衰竭评分(sequential organ failure assessment，SO-FA)、合并症、从入院到入住ICU的天数、白细胞介素6的水平。然而，NUTRIC评分缺乏对患者营养状态的评估。目前尚无针对ECMO患者特定的营养评估体系，现有的营养风险评分可能系统性地低估了实际风险，在临床实践中，营养师应被视为管理ECMO患者的多学科团队不可或缺的组成部分，并针对这些患者提供个性化的营养支持方案。

◆ 三、能量目标及营养需要

ECMO患者会有能量消耗和分解代谢增加。急性期损伤修复或感染解决所需的营养素主要来自蛋白质分解和脂肪分解，蛋白质分解可能达到非常高的水平，比如每天12~16g氮，甚至更多。间接能量测定法(indirect calorimetry，IC)被2018年欧洲临床营养与代谢学会指南认为是评估ICU患者静息能量消耗的黄金标准。IC通过分析吸入的空气和排出的空气来测量二氧化碳的产生和氧气的消耗。IC可能会被限制使用。因此，如果不能使用IC，应按照国际营养指南的推荐进行。欧洲临床营养与代谢学会指南推荐ECMO患者的静息能量消耗为1675kcal/d。目前，没有专门针对接受ECMO患者的能量供给标准和共识，ECMO支持患者能量给予仍参考成人危重患者的热卡因子[25~30kcal/(kg·d)]。

◆ 四、营养支持的时机和途径

欧洲临床营养与代谢学会及美国肠内和肠外营养学会(American Society for Parenteral and Enteral Nutrition，ASPEN)指南均建议早期(48h内)肠内营养(enteral nutrition，EN)，包括初始的低热量(<70%能量消耗)、高蛋白[≥1.2g/(kg·d)]饮食。鼻胃管是最常用的营养支持途径，也有学者研究推荐经幽门后喂养可以减少胃食管反流的风险。同时，ECMO患者治疗中会应用大量的抗凝药物，存在消化道出血的风险。因此，在ECMO治疗前就应留置、采用螺旋型鼻肠管，同时应用胃黏膜保护剂来中和胃酸。

(一)肠内营养

早期肠内营养被认为对ECMO患者是安全可行的。欧洲危重病学会指南建议对接受ECMO的患者开展早期肠内营养(early enteral nutrition，EEN)。ASPEN建议EN最常在ECMO开始后24~48h内进行。合理给予患者肠内营养，可维护肠黏膜屏障的完整性，减轻炎性反应，有助于胃肠蠕动，同时改善营养状况，避免预后不良。此外，有指南指出，在没有肠内喂养不耐受或血流动力学不稳定的情况下,EN可用于接受V-V/V-A ECMO治疗的患者的疾病的所有阶段。

(二)肠外营养

胃肠外营养(parented nutrition,PN)可用于无法接受肠内营养或在第一周结束时无法达到营养目标的患者。在休克的情况下,与接受EN的患者相比,接受PN的患者的胃肠道并发症更少,尤其是肠缺血。这一点得到了欧洲临床营养与代谢学会指南的支持。该指南认为与EN相比,PN可能有利于休克亚群和血流动力学不稳定亚群;然而,ASPEN不推荐在休克的情况下使用PN,而是推荐在患者稳定后启动EN。

ECMO患者进行肠内营养后出现的常见的并发症是胃排空延迟和误吸。早期EN可能与喂养不耐受的风险增加有关,包括肺吸入性恶心呕吐、肺炎,以及高剂量的血管升压药背景下的非闭塞性肠系膜缺血和肠坏死。对于ECMO患者,在EN使用期间需要持续观察胃肠道的变化,严密监测患者的胃残余量(gastric residual volume,GRV)和EN的每日用量。针对ECMO患者的胃肠不耐受的现象,有学者建议使用促胃动力药物、幽门后喂养、减少镇静药物的使用等精细化医护管理措施来改善。除此之外,抬高床头。这些导致了EN的中断次数增加,严重影响患者的EN达标情况,这可能导致常量营养素和微量营养素缺乏。同时,对于使用PN治疗的患者,需做好容量管理,注意加强液体管理和心功能的监测。

第九节　ECMO患者的心理及其护理

一、ECMO患者的心理

(一)心理过程

ICU的环境复杂,各种医疗监护设备繁多,限于疾病和治疗因素,ECMO患者不能随意地支配自己的活动,因此,患者会产生一系列的心理问题。ECMO患者一般会经历以下的心理过程。

1.心理休克期。患者突然陷入严重的疾病状态,心理准备不足,陷入精神崩溃的状态。

2.心理冲突期。患者无法面对现实,思想矛盾,注意力不集中,有失落、无助感、焦虑、恐惧、绝望,常以否认机制来减轻心理反应。

3.退让或重新适应期。患者在回避的基础上开始面对现实,降低原来的期望值,开始调整自己的心态和行为来适应疾病的状态。

(二)心理特点

ECMO患者存在一般危重患者的心理特点,即有焦虑、抑郁、恐惧、悲哀、失助、绝望等消极情绪,并且会因患者的不同病情变化而发生变化。ECMO患者存在以下的心理特点。

1.心理差异。病情、年龄、社会文化背景、经济条件等,对患者的心理活动有影响,患者的心理表现出不同的特点。

2.交流受限。ECMO患者因气管切开或气管插管应用呼吸机,而失去语言能力,语言交流受到阻碍。

3.负面情绪。ECMO患者在发病初期可能感到恐惧,继而,恐惧变成焦虑,随着治疗和护理时间的延长、与家属的分离,焦虑可能变成抑郁和无助感。

二、ECMO患者的心理护理

心理护理是以心理学理论为指导,以良好的人际关系为基础,运用心理学的方法,通过语言和非语言的沟通,改变护理对象不良的心理状态和行为,促进康复或保持健康的护理过程。

心理护理的目标有以下几点:营造良好的心理环境,满足患者的合理需要,消除不良的情绪反应,提高患者的适应能力。做好ECMO患者的心理护理应注意以下几点。

(一)适时引导

及时给予患者心理安慰。ECMO患者在经过一段时间的心理适应后,会形成自己的保护机制,针对不同心理时期的患者,医护人员要进行适当的引导。

1.心理休克期:此时的患者处于崩溃状态,要多引导患者积极向上,多与患者沟通交流,鼓励患者多说话、多倾诉,不可放任患者陷入孤独无助的情绪中。积极交流是最重要的心理护理措施。交流是彼此间把自己拥有的交给对方,如思想、情感、文化、知识信息和物质等。与危重患者沟通时,要多用聆听式应答,如"嗯""噢",勿反驳和指责患者。说话的措辞要恰当,声音要轻柔,面部表情以中性为好,目光中带有安慰和希望,有抚慰、保护之意,使患者感到亲切和有安全感。

2.心理冲突期:此期的患者否认自己的病情,要对患者进行心理重建,进行疾病健康教育,稳定其情绪,增强其战胜疾病的信心,告诉其目前对该病的最新治疗方式及其治愈率或好转情况,使其积极主动配合救治,从而提高抢救的成功率。

3.退让或重新适应期:此时的患者已经接受了自己的现状,并能配合医护人员的治疗,但是由于患者长时间待在病房中,不可避免地会产生压抑烦躁的心理,因此,护士应经常与患者进行沟通,给予患者安慰和鼓励,减轻患者的孤独感,帮助患者保持良好的心态,减轻心理压力,从而使患者更好地配合医生进行治疗。

(二)及时发现患者的需求,满足患者的需要

患者需要受到医护人员的尊重,最怕被认为"没有治疗价值"而被冷落和放弃救助。医院和科室努力营造一个人性化的,以关心患者、尊重患者、以患者利益和需求为中心的环境。可运用纽曼系统护理模式、奥瑞姆自我护理模式和"日常行为"护理模式等多种护理模式,对患者进行认知、行为、情绪等干预,全程心理支持,使患者在心理上得到安慰,变主动-被动型的护患关系为共同参与型的护患关系,并在遇有突发的刺激时,正确采用自我防御机制,摆脱或消除由应激造成的不良的心理反应,以最佳的心态对待疾病,积极配合救治工作。

(三)提高医疗护理技术,增强患者的信心

接受 ECMO 治疗,对急危重症患者的心理影响很大。每一位患者都希望得到最佳照护。这就要求护理人员要有一个良好的职业素质和沟通能力以及高度的责任感。这首先会使患者在心理上有一个良好的印象,再加上扎实的基本功、执行医嘱的准确无误、技术操作的熟练利落,就会让患者看到康复的希望,增强安全感,很快进入被救治的最佳的心理状态,提高抢救的成功率。

加强责任,关心患者。护理人员要有较强的责任心,服务态度好,并着重加强生活护理,营造良好的治疗环境;应做好各种基础护理,如皮肤护理、口腔护理等,要注意保持患者肢体的功能位置和卧位的舒适,以便减轻患者的痛苦和不适;预防并发症的发生,协助患者解决生活上的困难或安排替代的办法,改善不良的心境。同时,还要保持病室安静、清洁、整齐,减少噪声等不良因素的刺激,加上护理人员热情、周到的服务与谦和的笑脸,必定会维持住患者良好的心境,缩短治疗过程,促进患者早日康复。

护士的医德和技术是患者获得安全感的基础。为了帮助患者缓解心理冲突,减轻精神痛苦,调动患者的积极情绪,护士对患者要发扬人道主义精神,周到、热情、谨慎地服务于患者。运用护理心理学知识,了解患者及其家属的不同心态。安慰、鼓励、解释、疏导,使患者减轻精神压力,消除疑虑,增强战胜疾病、恢复健康的信心。消除思想顾虑与紧张的状态,还应针对每个患者的具体情况做好心理疏导工作,减轻他们心理上的压力。

(四)重视非语言交流,加强患者的安全感

有研究发现,在沟通中,非语言沟通占 70%,ECMO 患者身上的管道较多,并且采用呼吸机辅助通气,不能进行语言交流,患者的心理状况得不到表达,患者很容易因此产生负面

情绪。因此,护士要重视非语言的交流,用特殊方式,如手势、表情等非语言交流来帮助缓解患者的心理负担。对于一些特殊情况的患者,还可以利用写字板或卡片等形式进行交流,保证患者的负面情绪得到释放,顺利地完成治疗。

及时帮助患者适应角色。住院后,患者成为受医护人员指挥的被动角色,存在角色适应问题。护士应帮助患者尽快适应角色,消除患者的焦虑、忧郁和恐怖的心理。

第五章　ECMO 患者感染的预防

重症监护室是医院内感染的高发区，ECMO患者虽是重症监护患者，但又有其自身的特点。一项荟萃分析纳入了20项研究，包含了2877例因术后心源性休克（post-cardiotomy cardiogenic shock，PCCS）接受ECMO治疗的患者，辅助期间合并的感染发生率为31%，最终的出院生存率为34%，1年生存率为24%。感染的发生与患者的基础抵抗力、疾病状态、手术操作及ECMO的管理有关。急危重症心肺功能衰竭的患者在ECMO期间，全身的管路较多；外科患者经历长时间手术的打击，全身的免疫力低下，这些均可能导致感染。细菌感染会延长ECMO及机械通气的时间，增加并发症的概率，从而影响ECMO患者的预后及病死率。预防ECMO感染，就要加强监护室的管路管理，防止交叉感染，并且针对ECMO患者的通路管道多的特点，重点预防导管相关性血流感染。

第一节　血流感染的预防

一、预防导管相关性血流感染

插管前严格掌握插管指征，减少不必要的插管。严格执行无菌技术操作规程：插管时应当遵守最大限度的无菌屏障要求。对患者全身覆盖无菌单（巾）；插管人员应当戴一次性无菌帽、医用外科口罩、无菌手套，穿无菌手术衣或无菌隔离衣。

严格按照《医务人员手卫生规范》的相关要求执行手卫生。戴手套后，尽量避免接触穿刺点的皮肤。插管过程中手套发生污染或受损时，应当立即更换。

插管使用的医疗器械、器具等医疗用品和各种敷料必须符合医疗器械管理相关规定的要求，达到灭菌水平。

插管前，对患者进行双下肢动静脉血管超声检查，根据检查结果，选择能够满足患者病情和诊疗需要的最小管径的导管。选择合适的静脉插管穿刺点。成人中心静脉插管时，应当首选锁骨下静脉，尽量避免使用股静脉。插管时，可使用超声引导穿刺，提高插管的成功率，推荐使用抗菌导管可以降低高危患者发生血管导管相关性感染的风险。

采用卫生行政部门批准的皮肤消毒剂。建议采用含氯己定醇浓度>0.5%的消毒液，消毒穿刺部位的皮肤，自穿刺点由内向外以同心圆方式消毒，消毒范围应当符合插管要求。消毒后应当避免再次接触皮肤的穿刺点。消毒皮肤待干后，再进行插管操作。

患疖肿、湿疹等皮肤病或患感冒、流感等呼吸道疾病，以及携带或感染多重耐药菌的医务人员，在未治愈前不应当进行插管操作。

插管后在床头悬挂温馨提示牌，记录插管的日期、时间、部位、导管名称及型号，提醒医护人员关注中心静脉插管的留置时间。

二、插管后

应当尽量使用无菌透明、透气性好的敷料来覆盖穿刺点。对于高热、出汗、穿刺点出血及渗出的患者，可使用无菌纱布覆盖。

应当定期更换覆盖插管穿刺点的敷料。更换的间隔时间的要求：无菌纱布为1次/2天；无菌透明敷料为至少1次/周；如果纱布或敷料出现潮湿、松动、可见的污染时，应当立即更换。

医务人员接触插管穿刺点或更换敷料时，应当严格按照《医务人员手卫生规范》的有关要求执行手卫生，沿导管穿刺方向0°揭开敷贴，以防导管移位。

中心静脉导管应尽量减少三通等附加装置的使用。保持导管连接端口的清洁，每次连接及注射药物前，建议使用75%酒精或含碘消毒剂进行消毒，待干后方可注射药物。如有血迹等污染时，应当立即更换。

告知插管患者在沐浴或擦身时，应当注意保护导管，避免把导管淋湿或浸入水中。

输液1天或者停止输液后，应当及时更换输液管路。输血时，应在完成每个单位输血后或每隔4小时更换输血器。单独输注静脉内脂肪剂时，应每隔12小时更换输液装置。外周及中心静脉插管后，应当用生理盐水或肝素生理盐水进行常规化冲管，预防导管内形成血栓。

严格保证输注液体的无菌。

对于紧急状态下的插管，若不能保证有效的无菌原则，应当在48h内尽快拔除导管；若病情需要时，更换穿刺部位后重新进行插管，并作相应的处理。

应当每天观察患者的导管穿刺处及全身有无感染征象，怀疑患者发生导管相关性血流感染，或者患者出现静脉炎、导管故障时，应当及时拔除导管。拔管时建议进行导管尖端培养、经导管留取血培养及经对侧静脉穿刺留取血培养。

医务人员应当每天对保留导管的必要性进行评估，不需要时应当尽早拔除导管。

若无感染征象时,不宜常规更换导管,特别是不应当为预防感染而定期更换中心静脉导管和动脉导管。不推荐在血管导管局部使用抗菌软膏来预防感染。

长期插管的患者若多次发生血管导管相关性血流感染时,可预防性使用抗菌药物溶液封管。

第二节　肺部感染的预防

在ECMO期间,会有较多的有创侵入性操作,如深静脉插管、气管插管、导尿管留置等,这些均为易感高危因素。ECMO支持的患者多处在高应激状态,极易导致全身炎症反应,免疫力降低,易发生医院感染。随着插管日数的延长,其滋生细菌繁殖,病原菌的数量增加,导致医院感染的发生,特别是下呼吸道感染的发病率明显增加。

一、病　因

患者的病情危重、卧床时间长或合并意识障碍,导致咳嗽反射降低,痰液淤滞;长时间的机械通气以及呼吸道侵入性操作(如吸痰、气管插管、气管切开)削弱了正常的黏膜屏障,呼吸道纤毛运动能力减退,防御功能减弱,口腔长住菌下移,为细菌滋生、繁殖提供了有利条件。同时,随呼吸机管路使用的时间延长,病原菌的数量会明显增加。为预防应激性溃疡而长期应用制酸剂以及留置胃管时,肠道细菌在胃内过度生长,通过呼吸道逆向移行,导致有发生内源性感染的可能。肾上腺皮质激素类药物的大量应用,能量摄入的不足,机体免疫功能的下降,会诱发或加重感染。ECMO患者属于危重患者的范畴,本身就容易发生感染,但是预防工作如果做得好,就可以在一定的程度上减少呼吸机相关性肺炎的发生。

二、预防要点

对从事呼吸机相关工作的医务人员开展培训教育,使他们掌握呼吸机相关性肺炎流行病学特征和预防与控制方面的相关知识。对使用机械通气的患者采用集束化管理。应开展呼吸机相关性肺炎的目标性监测,包括发病率、危险因素和常见的病原菌等,定期对监测资料进行分析、总结和反馈。开展呼吸机相关性肺炎预防与控制措施的依从性监测,对干预效果进行评价,实现持续质量改进。

严格按照《医务人员手卫生规范》的有关要求执行手卫生。吸引气管分泌物时,医务人员应严格遵守无菌技术操作规程。

严格掌握气管插管的指征。对于需要辅助通气的患者,应尽早合理应用无创正压机械通气。尽可能减少有创通气和缩短有创通气的时间。对患者执行每日唤醒并实施自主呼吸试验,进行脱机、拔管及镇静评估。

若无禁忌证,将床头抬高 30°~50°。对于预计插管时间超过 72h 的患者,宜选用装有声门下分泌物吸引管的气管导管。

宜选择经口气管插管。经鼻气管插管可增加肺炎的风险,不推荐尽早进行气管切开。机械通气患者可把热湿交换器或含加热导丝的加湿器作为湿化装置。每 5~7 天更换 1 次热湿交换器;当其受污染、气道阻力增加时,应及时更换。

对插管并接受机械通气的患者,应每 4~6 小时进行口腔卫生护理,包括使用消毒剂(如氯己定)漱口、擦拭口腔黏膜或用冲洗牙刷刷洗牙齿、舌面等。

气管插管的气囊压力应保持在 25~30cmH$_2$O,定时监测。要鼓励实施持续声门下吸引,至少对接受大型心脏手术的患者应实施此措施。

对于呼吸机外部管道及配件,应一人一用一消毒或灭菌。对于长期使用机械通气的患者,一般推荐每周更换 1 次呼吸机管道,但在有肉眼可见的污渍或有故障时应及时更换。器械、设备的消毒灭菌应符合《消毒技术规范》的要求。

对于转运患者,改变患者的体位或插管位置、气管有分泌物积聚时,应及时吸引气道分泌物。

对机械通气的患者,尽可能给予肠内营养。同时,促进其进行早期功能锻炼。

第三节　创口感染的预防

创口感染是医院内常见的并发症,占医院内感染的 20%~25%。创口感染本身虽不是严重的疾病,但它们是贮菌所,可将微生物传播至自身的其他部位或其他患者,从而导致感染严重。因此,必须严格对其进行预防与控制。

一、病　因

1.患者的体质因素。有高龄,抵抗力低下,体内的其他部位存在细菌感染,局部组织血供差,糖尿病,营养不良,接受类固醇治疗等。

2.手术过程中偶因器械、缝线、所用的液体或因空气的媒介作用而致细菌侵入。

3.胸骨正中劈开切口。术终缝合时不紧密,术后逐渐松弛,易引起感染。多数 ECMO 患者的病情严重,手术创伤大,机体免疫功能严重受损;加上患者进食较少或采用鼻饲饮食,营养流失严重,营养状态差;有时,ECMO 患者的切口不能缝合,或者需要多次开胸止血;如果是在下肢插管处建立 ECMO 或者安放主动脉内球囊反搏,插管远端肢体会出现相对的供血不足,甚至缺血坏死;搭桥患者因为取大隐静脉为桥材料,导致有小腿静脉回流障碍,以上因素增加了 ECMO 患者切口感染的概率。

二、术后预防治疗的要点

医务人员接触患者的手术部位或者更换手术切口敷料前后应当严格执行手卫生。

为患者更换切口敷料时,要严格遵守无菌技术操作原则及换药流程,使用透明或半透明的敷料更有利于观察穿刺点的情况。

术后保持引流通畅,局部予以妥善固定,根据病情,尽早为患者拔除引流管。

外科医生、护士要定时观察患者手术部位的切口情况,注意观察敷料及插管部位的情况,评估敷料处是否有出血及渗出;评估穿刺部位是否存在红肿、出血及其他潜在的感染症状。出现分泌物时应当进行微生物培养,结合微生物报告及患者的手术情况,对外科手术部位的感染及时诊断、治疗和监测。

对创口感染的一般的治疗原则为切开引流或清创,切除坏死、不健康的组织,用消毒液(过氧化氢、碘伏等消毒制剂)冲洗,抬高患肢,对其包扎、止血,认真换敷料及增加患者的营养等。

抗生素治疗:对于污染伤口,需应用抗生素积极治疗,根据药敏试验的结果,选用耐药率低的抗菌药物,保证足够的用药频率和用药时间。

第六章　ECMO在清醒危重患者中的护理

体外膜肺氧合(ECMO)技术是一种有效的可经皮置入的心肺机械辅助技术,经导管将部分静脉血从体内流至体外,经膜肺氧合后,由驱动泵将血液泵回体内,起到临时的心肺功能支持的作用。临床上主要将其用于常规的生命支持无效的各种急性循环和/或呼吸衰竭,具有置入方便、不受地点限制、可同时提供双心室联合呼吸辅助等优点,为心肺功能的恢复赢得了宝贵的时间。然而,传统ECMO治疗需深镇静、自主活动受抑制和机械通气,其相关并发症可直接影响疾病的进展及预后。因此,有学者提出清醒ECMO的治疗策略。清醒ECMO技术是一种非镇静、非插管、保留患者自主呼吸的心肺支持技术。

第一节　清醒ECMO的概述

一、清醒ECMO的发展

清醒ECMO最早是作为慢性阻塞性肺病、特发性肺纤维化、囊性纤维化和肺动脉高压等心肺功能衰竭患者等待心肺移植的桥接策略。患者全程保持清醒,在等待手术期间接受运动康复治疗,取代了传统ECMO的机械通气和深度镇静治疗。

2017年以后,我国各地开始出现清醒ECMO的当地首例,治疗期在7~15天;2019年以后,各地开始大量出现清醒ECMO的案例,且治疗期的中位值是4天,治疗期在2~6天。

我国的清醒人工心肺技术的理论从2016年开始被引入并得到了初步实践,在2017—2018年得到了各地的初步应用,并于2019年开始日臻成熟和完善。目前,这已经是一项成熟可靠的技术。

二、清醒ECMO患者的选择

ECMO主要用于如重症肺炎、重症心肌炎、心源性休克等疾病的挽救治疗,可提供短暂的循环、呼吸支持。然而,清醒ECMO作为改进的体外循环治疗策略,实施时还需考虑以下因素。

·基础条件尚可,无严重的心、脑、肝、肾等并发症,ECMO对病变无法逆转的患者的治疗效果不佳。

·无严重的活动性出血、渗血或心包/胸腔积液。

·无严重的意识、情感和心理障碍。

·导管置入部位的选择。与股静脉插管相比,颈内静脉单针双腔插管不会限制下肢运动。

·全身的炎症反应的表现轻。

·患者可配合治疗与护理。

三、清醒ECMO的优点

(一)减少呼吸机相关性肺炎的发生率

清醒ECMO保留自主呼吸的非插管状态。机械通气时建立人工气道会损伤气道上皮细胞,破坏呼吸道的生理及防御功能,极易导致呼吸机相关性肺炎。

清醒ECMO患者自主进食,避免了因胃管置入而破坏咽喉屏障和贲门括约肌的收缩功能,减少胃内容物的反流,阻止消化道细菌及口咽分泌物进入呼吸道。

清醒ECMO保留患者自主咳痰的能力,保持气道天然屏障来抵御细菌,既可减轻辅助吸痰对呼吸道黏膜的损伤,又可避免因吸痰将外部细菌带入下呼吸道。因此,清醒ECMO可减少呼吸机相关性肺炎和肺损伤的发生率。

清醒ECMO患者保持膈肌收缩运动,避免机械通气相关性膈肌功能障碍。

清醒ECMO能有利于胸腔外的血液回流,维持心脏的充盈和输出。

(二)降低镇静并发症的风险

清醒ECMO能有利于患者开展背部运动,保持呼末胸廓和肺扩张,改善膈肌的顺应性,改善通气-血流比,与镇静ECMO相比其不易发生呼吸抑制。

镇静药物注射过快或剂量过大,可诱发致命性低血压,引起血流动力学紊乱。

镇静机械通气使胸腔内的压力升高,不利于静脉回流,心排血量及胸腔淋巴回流量减少。

误吸及肺部感染风险增加。长时间的镇静治疗可导致咽部感觉迟钝,咳嗽反射减弱,气道分泌物的清除能力降低,反流误吸和肺部感染的概率增加。

将镇静药物作用于下丘脑可产生非自然睡眠,引起谵妄及认知功能障碍。文献表明,镇静是谵妄发生的独立危险因素,危重患者在镇静作用下发生谵妄的风险增加2.78倍。而清醒ECMO采用非镇静、非气管插管、保留自主呼吸的呼吸支持策略,可降低使用镇静剂而产生并发症的风险。

(三)早期进食,促进胃肠功能恢复

清醒ECMO患者的神志清楚,可自主经口饮水进食,能尽早实施肠内营养。对于重症患者来说,禁食或肠外营养,使其肠黏膜细胞的增殖速度下降,导致胃肠功能障碍。清醒ECMO患者可自主进食,刺激肠道黏膜生长,并通过促进胃肠激素分泌,改善肠道功能,减少菌群移位,防止肝内胆汁淤积。此外,重症患者的机体处于高分解代谢的状态,营养不良,免疫功能低下。清醒ECMO患者早期自主进食除改善营养外,还为机体提供谷氨酰胺和膳食纤维等物质,增强患者的免疫功能,同时也有利于减少胃肠道出血、腹胀,维持消化系统的正常运转。因此,清醒ECMO下的早期进食对重症患者的胃肠道及免疫功能的恢复发挥了重要作用。

(四)减少ICU获得性肌病

ICU获得性肌病是指长期制动、应激、炎症、营养不良等因素引起肌肉蛋白质(尤其是肌球蛋白质)合成减少及分解代谢增加,导致骨骼肌萎缩,肌肉结构和功能发生改变。Derde等研究发现,早期主动进行运动,可减少肌肉中粗肌丝的丢失,增加肌球蛋白的合成和预防肌肉坏死,其电生理学研究显示复合肌肉动作电位的幅度升高和持续时间减少。并且,Jaber等发现,进行肌肉动力训练可以抑制肌肉蛋白酶的活化,抑制蛋白-蛋白酶体途径,减少肌肉蛋白质的分解和代谢。实施清醒ECMO时,患者可早期开始主动康复运动,增加关节活动,进行肌肉动力训练,减少肌肉萎缩及压力性损伤的发生,最终降低ICU获得性肌病的发生率。

第二节　清醒ECMO患者的临床护理

 一、严密的生命体征监测

在ECMO期间实时严密监测患者的心率、心律、血压、呼吸等情况。清醒ECMO患者容易有情绪波动,进而引起心率、血压的变化。根据患者的病情,设定各项监护指标的报警

值,每小时记录生命体征1次,利用动脉血压(artery blood pressure,ABP)监测,动态了解血压的变化,每小时记录1次。清醒ECMO患者的自主活动也会影响生命体征的波动。根据患者的病情,及时调整血管活性药物,维持循环稳定。依据临床表现来评估患者呼吸窘迫的体征和症状,例如呼吸频率、呼吸困难、呼吸浅快等。定时检测患者的血气情况,拍摄胸片,必要时行CT检查等,及时了解患者的呼吸功能和氧合情况,使动脉血氧分压维持在10.6~15.9kPa(80~120mmHg),动脉血二氧化碳分压维持在4.6~5.9kPa(35~45mmHg)。此外,可以监测食管的压力波动。如果患者的食管的压力波动高于15cmH$_2$O,通常需要深度镇静,继而转为有创机械通气。

二、控制出血和抗凝管理

(一)抗凝药物的选择

·普通肝素:为推荐首选的抗凝药物。

·其他的抗凝药物:有效证据不充分,如低分子量肝素与新型抗凝药物(阿加曲班、比伐卢定等)。

(二)控制出血管理

常见的出血是穿刺点出血。最严重的出血为颅内出血,与肝素抗凝及凝血因子消耗有关。对清醒ECMO患者进行宣教,告知患者不能自行移除任何的侵入式装置,护士加强观察患者插管口的渗血情况。在ECMO期间,使用普通肝素以每小时30~60U/kg使微量泵持续泵入,每2小时监测1次ACT。依据ACT值来调整肝素的用量,使之维持在目标范围。采用有创动脉导管密闭采血,可减少因频繁抽取血标本而引起的局部血肿、出血,对于动脉导管采用生理盐水持续加压冲洗。严密观察患者有无口腔黏膜出血、鼻腔出血、血肿、皮肤瘀斑等出血倾向。在为患者进行口腔护理时动作要轻柔,避免牙龈出血;肌内注射的动作要轻,拔针后局部的压迫时间大于5min,预防局部出血。使用ECMO治疗专用护理记录单,检测机器的运转、凝血和患者的肢体情况。为了减少早期大出血,应采取早期积极主动的预防和治疗凝血病的策略。清醒ECMO患者可以主诉自我感觉,以利于早期发现出/凝血功能异常的症状,从而实施干预措施。另外,需要注意评价血小板的功能,结合定量与定性判断血小板的功能来预测出血风险,血小板计数降低的特殊原因不容忽视。

(三)无抗凝ECMO的情况

无抗凝ECMO的情况:①凝血功能正常时,可临时停用抗凝,如手术、有创操作、转运;②有明显的出血倾向;③活动性出血。实施时需要注意:①保持稍高的血流量;②准备可及时更换的套包;③密切监测膜肺功能,检查氧合器是否有血凝块,观察血栓、气泡、血浆渗漏等形成情况;④密切监测凝血功能及出血事件的转归,及时恢复抗凝。

 ## 三、维持泵速和压力稳定

维持能使ECMO运行稳定的各项指标状态的平稳,在清醒ECMO安全管理中是至关重要的。每小时记录离心泵的转速、血流速、氧浓度、水箱温度、血栓数量,观察管路是否抖动、泵内的血液颜色、排风扇是否转动,根据氧合情况调整气流量和氧浓度。观察泵前压力和泵后压力,当离心泵的转速与流量不相符、出现血红蛋白尿等情况时,提示可能有血栓形成;泵前压力不超过-300mmHg,泵后压力不超过300mmHg,以防负压过大而造成溶血。静脉管路引流不畅时,管道会出现抖动。清醒ECMO患者在进行床上活动时体位改变也会引起压力变化和抖管,注意区分和处理。

 ## 四、ECMO管路的管理

做好ECMO导管的安全管理是清醒ECMO治疗的前提。对导管穿刺处皮肤进行外科缝线固定后,用无菌纱布覆盖,用3M胶布固定导管。由责任护士进行班班交接,穿刺部位换药时应认真检查导管所在的位置、导管外露的长度和导管固定的情况,以防止导管脱出。对于股静脉插管处,应用专用固定器进行导管二次固定。颈内静脉插管时将外管路固定于头部固定带上,通过双重固定来增加管路的牢固性。患者进行康复活动、俯卧位等更换体位的操作前,由专人负责ECMO导管的管理,完成操作后再次进行导管位置的检查。医生如进行ECMO换药时,责任护士负责换药流程的核查,观察穿刺部位及导管固定的情况。

五、合理进行镇静、镇痛

ICU的病房环境,以及在患者自身和其他患者身上进行各种操作治疗,均会对患者产生很大的刺激,需要镇痛药以耐受有创设备以及控制康复理疗运动或侵入性操作带来的疼痛。

 ## 六、重视营养支持

营养支持是危重患者综合治疗的重要组成部分。对于清醒ECMO患者,若其无胃肠道反应,予以早期经口进食,维持肠道菌群稳定,增进营养支持,增加舒适感,增强抵抗力,但须控制患者的血糖值在8~10mmol/L,宜少量多餐进食。对进食量,考虑其出入量,不宜入量大于出量,反而会增加心肺负荷。

七、鼓励早期活动

与清醒ECMO患者充分沟通,仔细讲解早期活动的好处以及活动时管道的保护方法和注意点。根据患者的耐受力,鼓励清醒ECMO患者在物理治疗师等在内的多学科诊疗团队的陪护下,进行循序渐进的康复锻炼和生活自理活动(如洗脸、刷牙、进食等),减少神经肌肉疾病的发生,增强生活自主的能力,也让患者切实感觉到自己的康复进展,增强生活的自信心,增强自我认可感。

八、压力性损伤的预防

长期制动是压力性损伤的危险因素,应在患者经常受摩擦力与剪切力的骨隆突处及ECMO导管穿刺处下方的皮肤进行预防性保护。因ECMO导管长期压迫穿刺处下方的皮肤,易形成压力性损伤,选择合适大小的透明水胶体敷贴或者水垫。每天至少3次评估患者的皮肤有无压力性损伤形成的迹象,及时观察敷贴有无潮湿、移位、破损、松动,如有上述情况,应及时更换。

九、预防谵妄

ICU谵妄的发病原因是多因素的,使用镇静药物和约束是其引发的机制之一。患者出现谵妄后,常导致延迟康复,机械通气时间延长,病死率和住院费用增加等。清醒ECMO患者可随时与亲友和医护人员沟通,表述其症状和身心需求,便于早期发现病情变化,早期干预。对清醒ECMO患者停用镇静剂和解除约束,急性生理与慢性健康的评分下降,可以尽快脱离机械通气,避免谵妄发生。

十、感染的预防

预防感染是ECMO治疗的重要环节。定时监测体温变化,关注血培养以明确病原菌及其他炎症指标的结果,在保证疗效的前提下,抗菌药物应处于治疗剂量的水平,防止菌群失调;严格进行无菌操作,对有感染表现风险的穿刺点进行常规监测,控制导管相关性血流感染,将患者放置于单人间,执行标准隔离;应用过氧化氢消毒湿巾对房间内的物品及设备表面进行擦拭,加强独立消毒单元模式,限制人员进出,减少交叉感染;每天给予患者3M氯己定擦浴全身,尤其是管路周围的皮肤,加强手卫生。

十一、心理情感支持

　　患者在ECMO期间处于清醒状态,对疾病及ECMO期间的注意事项缺乏认识时,其易产生紧张、不安的心理。护理人员应及时为患者讲解疾病预后及ECMO期间的注意事项,通过语言安慰、张贴鼓励标识、与家属进行视频交流等方式加强和患者的沟通,及时了解患者的症状和需求,减轻其紧张、不安的情绪。病情允许时增加家属的探视时间,帮助其完成日常生活的护理,满足患者爱与归属的需要。在夜间,及时关闭灯光或者开启小夜灯,设置分贝仪,减少光照和噪声刺激,帮助患者建立相对正常的睡眠周期。在夜间,遵医嘱给予盐酸右美托咪定,RASS评分为-2~-1分,保证患者在夜间有充足的睡眠。在夜间,为患者拉上窗帘,营造相对独立的睡眠空间,让患者戴上遮光眼罩及降噪声耳塞,提供轻柔舒缓的音乐等辅助睡眠。

第七章　ECMO 患者俯卧位通气的护理

对 ECMO 患者实施俯卧位通气，可改变重力依赖区，提升肺顺应性，有利于痰液引流，减轻急性肺心病。

第一节　俯卧位通气实施前的评估

俯卧位通气实施前的评估有以下内容。

· 患者的生命体征、意识、血氧饱和度（SpO_2）；

· 是否有禁忌证；

· 仔细监测各类输液管路、引流管路等。

第二节　物品准备

物品准备有 C 型啫喱垫 1 个、泡沫敷料数个、普通软枕数个、被套 2 张、床单 1 张、尿布 2 张、电极片 5 个等。

第三节　环境准备

床周围应保持 1m 左右的间距，最好能使用床头、床尾可调节升降的多功能病床，去除床头/床尾板，加长床单位。

第四节　患者准备

适当镇静、镇痛：对患者使用咪达唑仑和盐酸右美托咪定进行镇静，使用罗库溴铵进行肌松治疗,评估患者的镇静情况,躁动镇静评分为-4分。

避免反流:暂停饮食,留置胃管予以抽空,如若患者留置了鼻腔肠管,无须回抽。

分泌物引流:予以气道和口鼻腔吸痰,充分吸引分泌物,进行口腔护理。

皮肤的保护与清洁:去除前胸电极片。用泡沫敷料保护胸前、下颌、耻骨与骨隆突等部位,用无黏性泡沫敷料剪形后将其插入人工气道固定绳下来保护口插管周围的口唇部皮肤。清洁面部,保护和湿润眼睛(迪克罗外用,闭眼或用胶带帮助闭眼)。清洁出汗较多的皮肤褶皱处(如腋窝、腹股沟等),防止潮湿。

调整与固定管道:确保ECMO导管足够长而不牵拉。静脉连线时避开患者的身体,沿垂直方向走行。妥善固定气管插管,在门齿处用记号笔标记位置,调整呼吸机管路至合适的位置并去除呼吸管路内的积水。为鼻胃管/鼻肠管确认位置并用胶布固定。夹闭引流管,将水封瓶绕过大腿,置于患者的两腿间。夹闭尿管,放空尿袋,将其放置于双下肢之间。对于超滤管道,若将其放置在颈部的,沿垂直上方走行;若将其放置在腹股沟处的,沿大腿内侧走行。所有的动静脉穿刺口的敷料要保持干净。

监护管理:断开心电监护和血压监测,将外周血氧饱和度指套置于患者的右手。

第五节　人员准备及职责

人员数量:5名医护人员。

人员职责:1名高年资医生负责指挥并启动俯卧位治疗,确定人员角色,俯卧位过程中观察患者的生命体征,如遇突发的紧急情况,解决问题并把握全局。对应的医生站立于患者的头部,负责呼吸机的设置,翻转患者的头部,固定气管插管,保护患者的颈部深静脉导管与ECMO管道。左、右站上位的医护人员负责患者的上半身的各类导管与翻身,左、右站下位的医护人员负责患者的下半身的各类导管与翻身,摆放患者的体位并放置枕头。

第六节　俯卧位通气实施

一、俯卧位的时间

在医护人员上班期间进行,比如选择16:00进行俯卧位通气,第2天早上查房10:00结束俯卧位,予以仰卧位通气。具体的俯卧位通气时长取决于患者的耐受性和依从性。

二、俯卧位的顺序

高年资医生告知俯卧位的方法,对每个步骤予以发口令;将患者的双手放置于身体的两侧,床两侧的医护人员往内卷翻身单和床单至患者的四肢,以裹紧患者;右上位的医护人员固定右侧各类管道,避免脱出和反折;同步先向右平移,翻转前将患者的左侧手臂压至其身后,将引流袋压至其身后,将水封瓶置于患者的两腿间,扶住ECMO管路再将患者的身体纵轴向左一起翻转90°。两边的医护人员同时先交换一只手的位置,尤其是左上位的医护人员要固定右侧的各类管道,拿稳后再交换另一只手,继续向右翻转90°呈俯卧位,将患者的双臂抬高置于其头的两侧。

三、枕头放置的位置

用C型啫喱垫患者的头部,勿挤压到眼睛,将气管插管摆正位置;将普通软枕放置于患者的上胸部和髋部,悬空腹部,勿压住患者的阴茎和阴囊;由于双下肢有外固定,在患者的膝盖上下分别用折叠的被套抬高,勿使其膝盖和脚趾受压。

四、人员站位

人员站位如图7-6-1所示。

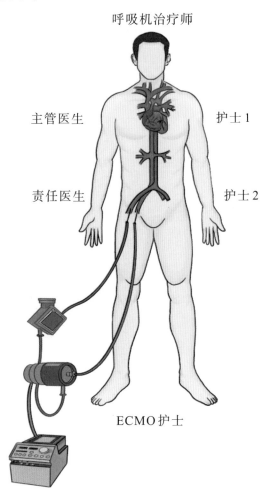

图 7-6-1　人员站位

第七节　俯卧位通气实施后

1.管道固定:摆放好各类管道的位置,避免压迫打折,妥善固定。

2.体位摆放:予以斜坡位8°~10°,保持床单平整,观察患者有无下滑,适当调整枕头的位置,避免其眼睛、腹部、阴茎和阴囊、膝盖、脚趾受压。口插管患者的双脚位于床垫尾部。气切患者的肩膀和头部与床垫齐平,双手臂呈"自由泳"式,抬起其一侧的手臂,其脸的方向朝抬起手臂的方向,身体另外一侧的手臂往下,手掌向上。

3.压力性损伤观察:q2h更换头部和双上肢的位置,观察患者的眼睛、额头和下颌受压部位的皮肤,在受压高危区域放置泡沫敷料。

4.监测生命体征:在患者的背部连接心电监护仪,连接血压监测,观察患者的心率、呼吸、外周血氧饱和度、血压等。

5.呼吸监测:评估气管插管的位置,监测气囊压力,观察患者潮气量的变化。

6.痰液引流:根据中国成人重症监护室镇痛和镇静治疗指南,对于该患者宜给予较深的镇静以保护器官功能,建议采用加热湿化系统管道,提供37℃、44mg/L的最佳的湿化气体,改善气道湿化的效果。俯卧位后予以气道和口鼻腔按需吸痰,每次的吸痰时间小于15s,并予以自动充气泵持续监测气囊内压,使其维持在25~30cmH_2O。

7.严密监测生命体征变化:q1h记录患者的心率、血压、中心静脉压、持续有创血压、尿量。

8.血管活性药物的使用:患者使用血管活性药物进行治疗,使用注射泵匀速泵入,经双人核对后及时准确地更换药物,避免血流动力学的变化。将患者的头部转向对侧时观察颈部深导管有无反折,保持血管活性药物安全有效地泵入。

9.ECMO的护理

(1)管道护理:俯卧位后测量ECMO穿刺管的外露刻度,避免俯卧位过程中有管道的移位,将ECMO管道再固定于床单上,q8h监测腿围大小和q4h监测足背动脉搏动情况。

(2)流量的监测:观察患者ECMO泵的转速、血流量、氧浓度、气流量、血氧饱和度、PaO_2的变化情况,是否发生抖管。排除管道因素,考虑是否与患者的血容量不足相关。

(3)出/凝血管理:①观察患者的瞳孔和意识,观察有无颅内出血,观察痰液、胃液、大便的颜色,各穿刺口和皮下有无出血,ECMO的膜肺有无凝血点。②凝血指标的监测:根据活化部分凝血活酶时间(APTT)和血栓弹力图调整肝素的给药速度。无出血倾向时,维持APTT在60~80s;有出血倾向时,维持APTT在40~60s。③遵医嘱输注血液制品:根据抗凝监测指标输注红细胞、血浆、血小板和纤维蛋白原。④体温:保持患者的体温在36~37℃,体温太低,易发生凝血功能紊乱。⑤观察四肢末梢循环、皮肤的温度和颜色。

(4)营养护理:欧洲危重病医学会重症患者肠内营养指南认为,患者胃残余量的大小与体位变换无关,体位变换并不会影响肠内营养的实施。俯卧位后连接鼻肠管继续进行肠内营养,持续观察患者是否出现反流、呕吐和腹胀。若患者发生腹泻,可降低肠内营养的浓度和速度,喂养速度增加应循序渐进,有利于患者胃肠道的适应,并建议使用肛袋收集粪便,避免感染的发生。

10.俯卧位通气的结束时机:患者的呼吸平稳,无须进行氧疗,经皮血氧饱和度>94%。

11.俯卧位通气的终止时机

(1)治疗2~4h后氧合情况未得到改善(血氧饱和度增加<5%),甚至氧合指数迅速下降≥20%。

(2)治疗2~4h后,呼吸频率>40次/min,pH<7.3,动脉血二氧化碳分压>50mmHg等呼吸疲劳征象;没有气道保护的能力,需立即行气管插管。

(3)当氧合指数<150mmHg、经皮血氧饱和度<93%、GCS<12分、有呼吸性酸中毒时,需要进行有创机械通气;出现相关的并发症,尤其是危及生命的并发症,如心搏骤停、血流动力学不稳定、恶性心律失常等。

第八章　ECMO联合CRRT的应用及护理

目前,ECMO被广泛用于患有心力衰竭和呼吸衰竭的儿童患者以及有难治性心泵功能衰竭与难治性低氧血症及高碳酸血症的成人患者中,尽管体外循环技术及管理策略日益完善,但接受 ECMO 治疗的患者仍是发生多器官功能障碍综合征(multiple organ dysfunction syndrome,MODS)的高危人群。急性肾损伤(acute kidney injury,AKI)是此类患者最常见的并发症之一,累及多达42%~85%的患者,具有多因素病理生理学和独立的死亡危险因素,及时诊断和治疗肾功能不全是改善患者预后、降低死亡率的潜在选择。约40%~60%的ECMO患者由于严重的AKI或/和液体超负荷(fluid overload,FO)需要持续肾脏替代治疗(continuous renal replacement therapy,CRRT),两者的组合被认为是多器官支持治疗的一种形式,但相较于单独使用ECMO,两者的组合方法仍然需要在时机、设置、抗凝、处方和给药方面进行优化。

第一节　ECMO联合CRRT的应用

ECMO患者典型的血液净化适应证包括尿毒症、酸中毒、电解质紊乱、液体超负荷。ELSO的一项调查显示,ECMO患者联合肾脏替代治疗在各个中心存在巨大的差异性。最常见的报道肾脏替代治疗迹象的是FO(43%)、FO预防(16%)、AKI(35%)和电解质紊乱(4%)。由于现阶段对早期急性AKI的诊断仍不明确,因此没有强而有力的证据告诉我们何时该开始进行何种血液净化治疗,最佳的时机应根据液体超负荷的程度和AKI相关代谢紊乱的严重程度进行个体化确定。其他方面的治疗需要也是决定启动肾脏替代治疗的重要因素,如在ECMO期间必须允许提供给患者足够的营养液体支持、药物和血液制品,同时避免进一步的液体超负荷。另外,有专家认为如果要用大剂量的利尿剂来保持尿量,还不如早期使用肾脏替代治疗管理液体来避免药物长期使用带来的肾毒性等风险。

累积的液体超负荷往往被用来评估日常的ECMO患者决定使用肾脏替代治疗。在计算液体负荷的公式中,多采用如下的公式:[累积的液体摄入量从重症监护室(ICU)入科室(L)-累积的液体输出量自入住 ICU(L)]/入住 ICU 的体重(kg)×100%。累积的液体超负荷是与 ECMO 患者死亡率相关的独立危险因素,相比那些不用肾脏替代治疗的患者,这组患者意味着更差的氧合状态,ECMO、住院和机械通气时间的延长。当总输入量减去总输出量的值大于体重的 1/10 时,患者的预后就会明显变差。因此,国际指南推荐 ECMO 治疗过程中要"恢复正常细胞外液量(干重)和维护这个量"。早期的肾脏替代治疗能防止 FO,可能改善最终的结果。

当决定启动肾脏替代治疗和整体评估患者的预后时,需考虑 ECMO 幸存者发生终末期肾脏病(end stage renal disease,ESRD)的可能性。令人鼓舞的是来自美国密歇根大学、埃默里大学的两个 ECMO 中心独立研究报告了他们的经验:无原发肾脏疾病的肾脏替代治疗的 ECMO 幸存者在 20 年期间均没有发生 ESRD,提示 ECMO 患者一旦脱机后,其肾功能大多可逆,而肾脏替代治疗的短期肾功能的支持作用显得意义重大。

第二节　CRRT 在 ECMO 中的模式选择

CRRT 模式有连续性静脉-静脉血液滤过(continuous veno-venous hemofiltration,CVVH)、连续性静脉-静脉血液透析(continuous veno-venous hemodialysis,CVVHD)、连续性静脉-静脉血液透析滤过(continuous veno-venous hemodiafiltration,CVVHDF)或缓慢连续性超滤(slow continuous ultrafiltration,SCUF)。其均可联合 ECMO 使用。

第三节　ECMO 与 CRRT 的连接方法

所有年龄段的患者都可接受 ECMO 和 CRRT。CRRT 可以通过多种方式与 ECMO 进行联合治疗,各有优缺点,无标准方法推荐,目前尚无证据表明不同的连接方法对死亡率的影响。在临床实践中,决策往往依赖于当地的专业知识和机构方案。

ECMO 与 CRRT 联合治疗的组合方式基本上有两种:独立式运行及整合式连接。独立式运行是指 CRRT 和 ECMO 回路各自独立运行,优点是相互的干扰较少,CRRT 超滤及溶质清除的效果稳定,ECMO 的血流动力学不受 CRRT 的干扰,但缺点也较为明显,最主要的缺点是当 ECMO 需要改变策略或需要更高流量的需求时,独立的 CRRT 管路占用了患者的大静脉,可能会限制 ECMO 治疗的进行。另外的缺点是独立管道增加了导管相关的潜在风险及并发症,增加了护理难度。另一种组合方式是整合式连接,是目前常见的组合方式,优点是减少了重复留置静脉导管带来的风险,缺点是 CRRT 装置设计连接静脉压的范围为 0~20mmHg,而负压由 ECMO 回路引流肢体中的离心泵(-100~-20mmHg)产生,正压(50~

100mmHg)存在于泵远端的肢体中。联合ECMO使用时,CRRT设备可能因入口压力过低而报警,并可能停止透析。有时,需要修改CRRT的报警范围以适应这些压力差,越过报警限制可能导致低负压、溶血、流动湍流和空气栓塞;对于CRRT而言,有可能导致流量过大而清除不足,CRRT设备管路难以承受血流压力等。整合式连接的一种方式是将CRRT设备接入ECMO回路中,进而形成串联。其中一种方式是将CRRT设备并联接到氧合器。根据连接方式及接口位置的不同,具体有以下几种方案可供选择。

第一种连接方式(图8-3-1),是一种相对安全且便捷的建立方法。将引血端连接在膜后的连接口上,将回输端连接在膜前的接口上。由于其都是正压端,所以ECMO管路不会把气体吸进循环里,而且CRRT的循环万一进气了,因为回输端在膜前,所以膜肺能起到一定的阻挡气体的作用。而且,打开膜肺上的小黄帽(位于Maquet的膜肺上)还能起到排气作用,防止气体进入患者的体内而形成气栓。这种方案的缺点是,在普通的血液透析中,由于清除率主要和透析液的饱和度相关,较少与血流速度相关,而ECMO回路的血流量远大于CRRT回路。回路血流更新过快,一方面可能导致血滤清除过度;另一方面,CRRT回路过高的流量压力会使机器动脉压持续报警,甚至CRRT出现停泵。因此,需要调低对流或扩散速度来抵消过高的清除率,或改变血滤机器默认的通过压力。目前的常规方法是加入一个流量限制器,将其放置在管路的外面来保持压力的报警范围。然而,紊流限制也带来了潜在的溶血和血栓的形成。

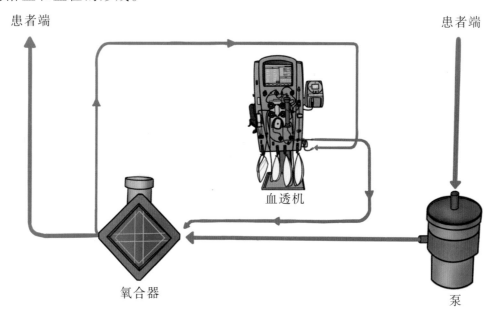

图8-3-1　第一种连接方式

第二种连接方式(图8-3-2),把CRRT引血端建立在离心泵后,把回输端连接到离心泵前。由于压力变化和CRRT循环上的压力变化一致,所以能够得到充足的血流量,也避免了CRRT的报警停泵。但是因为回输端建立在泵前的负压端,如果连接处有缝隙或者松脱,这就会导致ECMO的循环里进气,后果严重。所以,选择这种连接方案时,必须严格管理管路,确保管路的密闭性,防止发生进气。

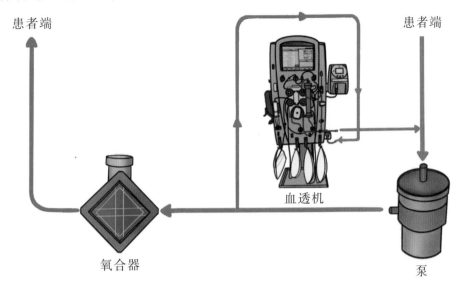

图 8-3-2　第二种连接方式

　　第三种连接方式(图8-3-3),就是为了避免循环进气,在不改变引血端的基础上,把回输端选择在患者的中心静脉端或者膜肺后的接头上。选择直接回输到膜后的接头上的方案时,虽然泵后是正压端,不会往ECMO管路里吸进气体,但是如果CRRT的管路中有气体,就会直接进入患者的体内,有形成气栓的风险。所以,选择这种连接方案时,要选择CRRT回路管理严格的机型,并严格管理CRRT的循环管路,避免有气体出现。

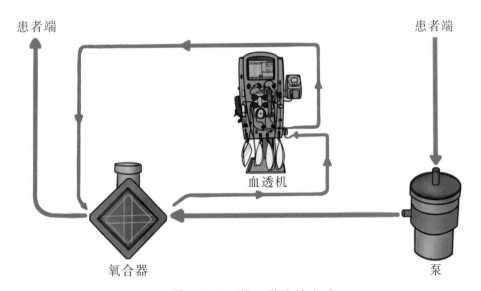

图 8-3-3　第三种连接方式

　　第四种连接方式(图8-3-4),是充分利用了管路上保留的连接口,将引血端和回输端都建立在泵前,避免了阻断ECMO循环及增加接头的操作。其中,将引血端连接在近泵头端,将回输端连接在远泵头端,不会引起CRRT报警,但是泵头连接的缺点和第二种连接方式相同,就是循环容易进气。

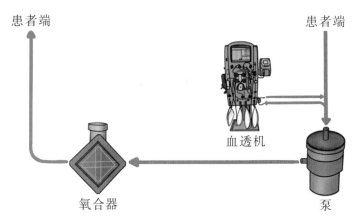

图 8-3-4　第四种连接方式

第五种连接方式（图 8-3-5）是把引血端和回输端都建立在泵后。顺着血流的方向，引血端在接近泵头的地方，回输端在距离泵头远的一端，由于 ECMO 管路的压力大，一般的医用接头或管路难以承受，因此，这种连接方案的最难的操作要点就是要在管路上增加接头。

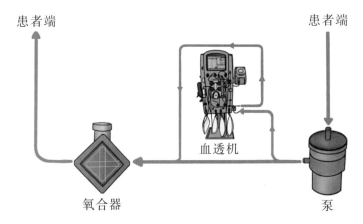

图 8-3-5　第五种连接方式

ECMO 与 CRRT 独立式运行方式或整合式连接方式可参考图 8-3-6。

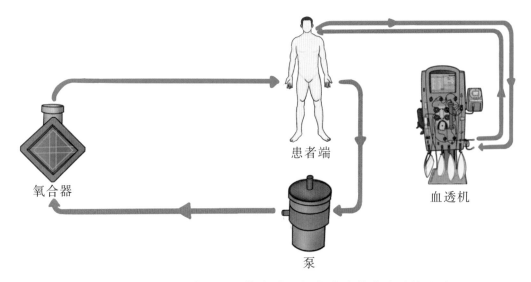

图 8-3-6　ECMO 与 CRRT 独立式运行方式或整合式连接方式

第四节　ECMO联合CRRT的抗凝管理

目前的ECMO均有肝素涂层管路,管路的血流快(500~5000mL/min),因此,在出现出血较多的情况下可短时间内暂停抗凝。而CRRT管路虽然也有肝素涂层,但经过血液透析器的血流较慢(50~150mL/min),透析器的膜的面积约为1.2m²,血液与非内皮表面接触,导致血小板激活,从而继发血栓形成和血液成分受损,过量又会导致出血并发症增加。因此,两者联合治疗时抗凝管理更为重要,一般情况下维持ACT为150~180s,具体的抗凝策略见其他章节。

第五节　ECMO联合CRRT的并发症

与CRRT相关的并发症包括血管损伤、动脉穿刺或扩张、血肿、瘘管形成或血栓形成等在内的血管通路问题以及出血、电解质紊乱、营养丢失、心律失常和低体温。此外,根据位置的不同,套管的放置可能导致气胸、血胸、心脏穿孔、心脏压塞或腹膜后出血。最常见的电解质紊乱包括低钾血症和低磷血症,其可能导致心律异常、溶血或横纹肌溶解。当CRRT与ECMO联合使用时,应尽量减少中心静脉管路放置、连接或断开CRRT与ECMO管路,防止在过程中有空气进入管路的风险。

一、保　温

由于ECMO水箱的加温和降温作用,一般不需要额外使用有肾脏替代治疗设备的加热器。

二、肾功能的恢复情况

在大部分的情况下,对于ECMO患者术前的肾脏缺血、缺氧性损害,由于有ECMO支持后,机体循环氧合的状况会得到较好的改善,肾脏灌注增加,肾脏功能随之得到明显的改善,大部分患者不需要肾脏替代治疗或长期的肾脏替代治疗支持。但是如果应用ECMO时肾脏已经发生了明显的肾脏功能损害,即使应用ECMO改善了肾脏的灌注,肾功能也不可能马上恢复其功能,此时肾脏替代治疗就要发挥其持续肾脏替代的作用,支持的时间随治疗的目的和肾功能的恢复差异而不同,很少有统一的定论。正如前述,两个大型ECMO中心的数据显示能够脱机的幸存者很少存在ESRD,故一般是CRRT的时间短于ECMO。如果在ECMO的支持下,患者已经有明显的肾功能异常,而且其短期内也不可能恢复,又有撤离ECMO的指征,则可考虑停用ECMO后再多进行一段时间的CRRT;也可应用间歇性肾脏替代治疗,等需要达到的目的有初步改善后再停用肾脏替代治疗。总之,ECMO中的CRRT一定是根据机体的总体情况来权衡利弊,不可一概而论。

ECMO联合CRRT治疗能在体外循环呼吸支持的基础上及时避免液体超负荷,发挥肾脏支持作用,清除炎性介质,作用显著,但费用昂贵,工作量大。为解决这个问题,同时满足血流动力学不稳定患者的需求,从间歇性肾脏替代疗法进一步发展出延长式间歇性肾脏替代疗法(prolonged intermittent renal replacement therapy,PIRRT),每日延长透析时间至6~10h。PIRRT对患者的血流动力稳定性的影响,已被一部分研究证实,是和连续性肾脏替代疗法相当的。有一单中心小型的研究发现,缓慢、低效率的每日透析似乎比连续性肾脏替代疗法有更好的存活率,且其价格较连续性肾脏替代疗法低廉,治疗时间具有弹性,能减少ECMO中的抗凝血的问题,因此,目前其越来越被广泛使用。但由于研究样本的数量有限,其有效性及安全性还需要进一步验证。

第九章　ECMO联合IABP应用的现状

主动脉内球囊反搏术（intra-aortic balloon pump，IABP）是目前应用最广泛的机械辅助技术之一，其通过在动脉系统（通常是股动脉）植入带气囊的导管到左锁骨下动脉开口远端和肾动脉开口上方的降主动脉内，在舒张期通过球囊的充气，增加冠状动脉灌注，改善心肌供血；在心脏收缩期，通过球囊的放气，降低心脏后负荷，减少心脏耗氧，于1968年首次被应用于临床，目前已被广泛用于心源性休克等心脏重症患者的救治。但由于IABP对循环的支持依赖于残存的心功能，对严重的心功能不全及完全性血流动力学崩溃的患者的辅助能力有限，临床对于使用IABP无法改善心功能的患者采取联合ECMO辅助的方式试图挽救生命；另外，V-A ECMO外周插管导致近端主动脉的逆行血流和左心室后负荷显著增加，引发左心室扩张（left ventricular dilatation，LVD），有学者认为联合IABP使用可以降低左心室压力。由于目前临床上ECMO联合IABP的使用研究的样本量不大，一些研究将不同的ECMO的使用指征的患者混合在一起进行分析，导致对于两者联合使用的有效性及安全性还存在一定的争议，但基于目前有限的循环辅助设备，仍推荐将IABP作为弥补ECMO不利因素的策略，改善心脏后负荷，使患者获得更有效的循环支持。V-V ECMO因为左心室功能通常会被保留，罕见左心室扩大，因此，本书特增加此章节就V-A ECMO联合IABP使用的发展、作用机理、应用现状、并发症等作介绍，以供读者参详。

第一节　ECMO联合IABP应用的理论背景

V-A ECMO辅助对于循环衰竭患者的意义重大，但其可能引发左心室扩张、心室内血栓形成等可能损害心肌恢复并导致患者有不良结局的风险，尤其是对于一些自体心脏功能严重受损的患者。由于在左心室功能障碍早期，左心室容受性扩张，经肺循环传导压力使右心室后负荷增加，因此，该过程还可能加重肺血管静水压，导致肺部渗出增多，甚至出现肺血管损伤出血、急性呼吸窘迫综合征等严重影响患者预后的状况。目前，临床上V-A

ECMO 引发的 LVD 的定义尚未被完全明确。Schwarz 等将 LVD 定义为左室扩张导致肺水肿；Truby 等则将 LVD 定义为接受 V-A ECMO 支持后 2h 内胸片提示肺水肿，Swan-Ganz 导管检查肺动脉舒张压大于 25mmHg（肺动脉舒张压代替左心室舒张末压）。据统计显示，V-A ECMO 支持下患者 LVD 的发生率为 10%~60%，延迟干预者的存活率较早期干预显著降低（10.0% vs 44.4%）。其可见降低左室舒张末期压力的左室卸载策略在 V-A ECMO 运行过程中的应用对于 V-A ECMO 所致的 LVD 患者而言是至关重要的。

预防 LVD 的有效策略包括药物治疗以增强左心室的射血功能，如强心剂或血管扩张剂，或机械卸载（mechanical unloading，MU）。MU 最常用的方法是 IABP 或经皮心室辅助装置（percutaneous ventricular assist device，PVAD）。由于经皮心室辅助装置的费用、技术发展水平等原因，IABP 常成为 MU 的首选装置。

第二节　ECMO 联合 IABP 应用的临床实践

尽管 MU 在 V-A ECMO 中存在明确的生理学基础，但目前尚无比较左心室卸载策略的随机对照试验。最近的观察性研究表明，接受 MU 的 V-A ECMO 患者的死亡率较低，但生存获益并不一致，MU 与增加的并发症有关，包括出血、肢体缺血、溶血和肾损伤。2022年，有学者对体外生命支持组织中登记报告的且于 2010—2019 年接受 V-A ECMO 的 12734 例患者进行分析，其中，2782 例患者同时接受了 IABP 辅助治疗，结果显示联合 IABP 治疗的患者的住院死亡率低于单独使用 ECMO 的患者（56.6% vs 59.3%）。在我国，有学者回顾分析 2006—2017 年阜外医院心外科术后 60 例接受 ECMO 的患者资料，其中 38 例同时接受了 IABP 治疗，结果显示，两者联合使用是生存出院的独立预测因子（OR=0.177，95% CI：0.044~0.718，P=0.015）；2023 年，陈婧等发表的一篇论文纳入了 84 篇研究，共计 15528 例患者的 Meta 分析显示，15528 例患者中 8250 例患者接受了 ECMO 联合 IABP 治疗，显示联合应用组的患者的 30 天/住院病死率显著低于单用 ECMO 组的（RR=0.86，95%CI：（0.83，0.89），Z=8.64，P<0.00001）。

如前所述，ECMO 联合 IABP 的使用存在争议，不同声音的主要来源为并发症的发生率及生存率的比较。周伯颐等对阜外医院 2010 年 1 月至 2014 年 12 月期间 67 例患者进行分析显示，单用 ECMO 与两者联合使用在转归上的差异不具有统计学意义，但在并发症方面，联合使用组的溶血发生率明显高于单用组（4.8% vs 28%，P=0.011），因此认为 ECMO 联合 IABP 治疗较单用组虽没有增加死亡率，但亦没有改善预后；Vallabhajosyula 等的一项评估需要 V-A ECMO 治疗心源性休克并伴随 IABP 的成人患者的文献回顾研究显示，共有 4653 例患者纳入研究，显示心脏外科术后心源性休克的研究的异质性较高，急性心肌梗死（acute myocardial infarction，AMI）导致心源性休克队列的异质性较低。接受 V-A ECMO

联合 IABP 治疗的心脏外科术后心源性休克患者在短期死亡率上与单独使用 ECMO 的患者无显著差异,但 V-A ECMO 联合 IABP 与 AMI 患者的死亡率较低相关。

因此,未来针对 ECMO 联合 IABP 的研究,在纳入研究时考虑到相关的选择和偏倚,需要谨慎解释纳入研究的观察性,并需要在随机试验中进一步证实。

第十章　ECMO模式的转换配合

在ECMO期间,插管策略可能不固定。患者的生理或临床状况和需求可能会随着时间的推移而改变,如果患者的灌注不足或其他治疗目标没有实现,则应始终强烈考虑从最初的ECMO策略转换为不同的模式。即使在非常有经验的ECMO中心,从V-V到V-A或从V-A到V-V或混合模式的转换也可能是必要的,转换为不同的ECMO模式的需要不一定被认为是计划失败,而是对患者动态条件的反应。然而,在ECMO期间,对于增加额外的插管应谨慎考虑,因为ECMO运行过程中正在进行抗凝治疗,出血的风险更高,特别是动脉血管,尤其要重视血管并发症的观察和预防,注意ECMO管路流量的监测,避免血栓的形成。

第一节　V-V ECMO转V-AV ECMO模式

V-V ECMO的患者可能出现血流动力学恶化(继发于左/右/全心衰竭),并需要心脏循环支持。这可以通过在回路中增加动脉灌流插管来实现。这种ECMO结构[也称为静脉-动脉-静脉(V-AV)ECMO],通过经股动脉或锁骨下动脉引入的动脉插管提供循环支持,被称为混合转流模式。以V-AV模式为例,"V"说明有1根引血管,即股静脉;"AV"说明有2根回血管,即股动脉和颈内静脉。该模式转换是较为经典的,它是利用股静脉进行引血,通过氧合器之后一分为二,一部分回到颈内静脉,进行肺支持;另一部分回到股动脉,进行心脏支持。

 一、评估患者ECMO支持下的心肺功能

团队成员确认需要ECMO模式的转换治疗,制定模式转换的应急预案。

 二、模式转换前的准备

人员准备:医生2名、护士2名。

环境准备：相对湿度40%~60%，温度20~22℃，根据操作过程改变室温。

用物准备：体外循环套包，3/8英寸体外循环管路100cm，Y型管，动脉灌注管，无菌剪刀，ECMO无菌夹管钳，利多卡因，抢救车，机械按压装置，人工皮囊除颤仪等抢救用物，肝素生理盐水。

床旁B超评估血管条件，最终确定穿刺位置及灌注管的型号。

三、模式转换的配合流程

1. 评估患者的血流动力学，确认呼吸系统是否需要进一步的高级支持治疗。

2. 对清醒ECMO患者做好安慰解释工作，减少患者的紧张、恐惧的心理，遵医嘱给予镇静、镇痛治疗；评估是否需要进行约束治疗。

3. 安置患者的体位。

4. 协助医生进行皮肤准备，对插管侧腹股沟区域充分消毒。

5. 在保证管路安全的前提下，根据患者的身高，确定合适的管路截断点。

6. 对颈内静脉ECMO灌注管消毒，协助悬空管路，用氯己定及碘伏消毒。

7. 协助医生铺巾，设置最大的无菌屏障，暴露术野。

8. 遵医嘱准备局部麻醉用药。

9. 督查插管医生执行无菌操作规范的情况，例如外科洗手、对插管部位的皮肤消毒、铺无菌手术巾等操作。

10. 导管准备：插管操作开始，协助供给动脉灌注管，双人核对导管的名称、型号、有效期；如需建立侧支循环，及时供给6Fr或8Fr侧支灌注管。

11. 准备ECMO无菌夹管钳，操作医生撤离股动脉灌注管内芯，用夹管钳阻断。

12. 为无菌区准备3/8英寸体外循环管路100cm及Y型管。插管医生双人配合。

13. 将体外循环管两端分别连接股动脉灌注管及Y型接头，对管道及接头用肝素生理盐水排气。

14. 下调ECMO转速至1500r/min。

15. 传递ECMO阻断钳2把，对颈部静脉灌注管插管处消毒后，操作医生阻断管路，两把阻断钳距离约30cm，护士配合下调ECMO转速至"0"，再次调零，操作医生于中心点剪短管路。

16. 在管路断口处分别连接Y型管的两侧。对于侧支建立的患者，将侧支灌注管连接至股动脉灌注管的侧孔。注意，需每小时冲洗侧支灌注管，注意观察是否有血栓形成。

17. 运行ECMO，监测流量运行的情况。

18. 评估血流动力学是否得到改善，再次安置患者。

四、模式转换护理的观察要点

1.在穿刺过程中,协助插管医生建立动脉或静脉灌注管。

2.穿刺结束,完成剪管、接管,如果建立循环时出现"抖管"现象,迅速排查管路有无打折、血栓形成,流量有无匹配等问题。对原管路拔管缝合后,充分按压15~30min,妥善包扎固定,注意观察穿刺口局部有无渗血、血肿等情况。

五、模式转换示意

V-V ECMO患者继发出现左/右/全心衰竭,需由V-V转换为V-AV(图10-1-1),即1+2→1+2+3。

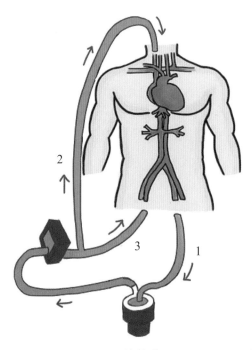

图 10-1-1　V-V ECMO 转换为 V-AV ECMO 模式

第二节　V-A ECMO 转 V-AV ECMO 混合转流模式

在 V-A ECMO 不能为患者的上半身提供足够的含氧血液的情况下(通常称为"小丑综合征"或"南北综合征"),可以向颈内静脉引入额外的静脉灌注插管,并将含氧血液输送到肺循环,即实现V-A ECMO 向 V-AV ECMO 模式的转换。该混合转流模式将含氧血液回流到右心室和肺循环中,经过肺循环提供给左心室,从而进入冠状动脉和主动脉弓血管,从而有效地纠正差别性低氧血症。

一、评估患者ECMO支持下的心肺功能

经ECMO治疗组长确认患者需要行ECMO模式的转换治疗。制定模式转换的应急预案。

 二、操作前准备

人员准备：医生2名、护士2名。

环境准备：相对湿度40%~60%，温度20~22℃，根据操作过程调节室温。

用物准备：体外循环套包，3/8英寸体外循环管路100cm，Y型管，静脉灌注管（根据具体的情况选择型号），3/8一字接头，无菌剪刀，ECMO无菌夹管钳，利多卡因，抢救车，人工皮囊，肝素生理盐水。

床旁B超评估血管条件，最终确定穿刺位置及静脉灌注管的型号。

 三、模式转换的配合流程

1.评估患者的血流动力学，确认呼吸系统是否需要进一步的高级支持治疗。

2.对清醒ECMO患者做好安慰解释工作，减少患者的紧张、恐惧的心理，遵医嘱给予镇静、镇痛治疗；评估是否需要进行约束治疗。

3.安置患者的体位。

4.协助医生进行皮肤准备，对插管区域充分消毒。

5.协助医生铺巾，设置最大的无菌屏障，暴露术野。

6.遵医嘱准备局部麻醉用药。

7.导管准备：插管操作开始，协助供给静脉灌注管，双人核对导管的名称、型号、有效期。

8.插管开始：准备ECMO无菌夹管钳，操作医生撤离静脉灌注管内芯，用夹管钳夹闭阻断。

9."护士1"再次确认抢救物品到位，清醒ECMO患者的呼吸机处于备用状态，监测生命体征的变化，做好进一步的高级支持治疗的准备，呼吸机辅助通气的患者处于纯氧支持待命。

10."护士2"为无菌区准备3/8英寸体外循环管路100cm及Y型管。"护士2"准备ECMO夹管钳，等待接到关机指令时夹闭管道调零。

11.操作医生确认膜后管路的截断位置；"护士2"接到关机指令减转速，夹管调零；"护士2"用ECMO无菌夹管钳夹闭膜后剪开；医生双人配合，一人连接，一人打肝素生理盐水，对管道及接头用肝素生理盐水排气。

12."护士2"接到指令配合医生开放管路，开机，再次运行ECMO，调整ECMO的参数。

13.协助医生做好ECMO的管道固定,注意观察穿刺口局部有无渗血、血肿等情况。对于使用呼吸机辅助通气的患者,调整参数,评估ECMO的功能。

四、模式转换示意

V-A ECMO转换为V-AV ECMO(图10-2-1):增加了颈内静脉回血,V-A ECMO患者继发出现肺功能差、上半身缺氧,则由V-A转换为V-AV,即1+3→1+3+2。

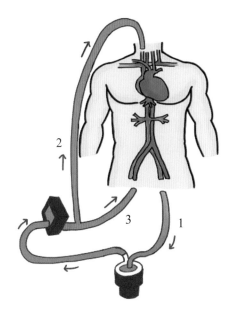

图10-2-1 V-A ECMO转换为V-AV ECMO模式

第三节 V-V ECMO转VV-A ECMO混合转流模式

患者在V-V ECMO模式下出现循环衰竭(如心搏停止、右心衰竭等),为迅速改善循环功能,在不撤离原颈内静脉ECMO导管的情况下,可选用此模式转换。

一、评估患者ECMO支持下的心肺功能

经ECMO治疗组长确认患者需要行ECMO模式的转换治疗。制定模式转换的应急预案。

二、操作前准备

人员准备:医生2名、护士2名

环境准备:相对湿度40%~60%,温度20~22℃,根据操作过程调节室温。

用物准备：体外循环套包，3/8英寸体外循环管路100cm，Y型管，动脉灌注管，3/8一字接头，无菌剪刀，ECMO无菌夹管钳，利多卡因，抢救车，人工皮囊，肝素生理盐水。

床旁B超评估血管条件，最终确定穿刺位置及动脉灌注管的型号。

三、模式转换配合流程

1. 评估患者的血流动力学，确认呼吸系统是否需要进一步的高级支持治疗。

2. 对于清醒ECMO患者做好安慰解释工作，减少患者的紧张、恐惧的心理，遵医嘱给予镇静、镇痛治疗；评估是否需要进行约束治疗。

3. 安置患者的体位。

4. "护士1"协助医生进行皮肤准备，对插管侧腹股沟区域充分消毒。

5. 医护合作，在保证管路安全的前提下，根据患者的身高，选择合适的管路截断点。

6. "护士1"协助消毒颈内静脉ECMO灌注管，协助悬空管路，用氯己定及碘伏消毒。

7. "护士1"协助医生铺巾，设置最大的无菌屏障，暴露术野。

8. "护士1"遵医嘱准备局部麻醉用药。

9. "护士2"督查插管医生执行无菌操作规范的情况，例如外科洗手、对插管部位的皮肤消毒、铺无菌手术巾等操作。

10. 操作医生更换无菌手套，准备导管：插管操作开始，协助供给股动脉灌注管，双人核对导管的名称、型号、有效期；如需建立侧支循环，及时供给6Fr或8Fr侧支灌注管。

11. "护士1"准备ECMO无菌夹管钳；操作医生撤离动脉灌注管内芯，用夹管钳阻断。

12. "护士2"接收指令，下调ECMO转速至1500r/min。

13. "护士1"传递ECMO阻断钳2把，操作医生阻断管路，两把阻断钳的距离约为30cm，"护士2"配合夹管并下调ECMO转速至"0"，操作医生于中心点剪断管路。

14. 操作医生双人配合，一人连接，一人打肝素生理盐水，将原颈内静脉管路远心端连接股动脉导管。

15. "护士2"接到指令，开机调零，调整ECMO的流量至3~4L/min，ECMO以V-A ECMO模式运行。

16. "护士2"确认无菌区3/8英寸体外循环管路100cm、Y型管及3/8一字接头在位。插管医生双人配合，在体外循环管两端通过3/8一字接头分别连接原颈内静脉管路近心端及Y型管的接头，对管道及接头用肝素生理盐水排气。

17. 操作医生再次确认股静脉插管的截断点；"护士1"和"护士2"协助消毒股静脉ECMO灌注管，协助悬空管路，用氯己定及碘伏消毒，将其放置于无菌巾上。

18. "护士2"接收指令，下调ECMO转速至1500r/min。

19. "护士1"传递ECMO阻断钳2把，操作医生阻断管路，两把阻断钳的距离约为

30cm,"护士2"配合夹管并下调ECMO转速至"0",操作医生于中心点剪断管路。

20.操作医生双人配合,将两断端分别连接Y型管的剩余接头,一人连接,一人打肝素生理盐水,确保无气泡。

21.运行ECMO,监测流量运行的情况。

22.评估血流动力学是否得到改善,再次安置患者。

23.协助医生做好ECMO的管道固定,注意观察穿刺口局部有无渗血、血肿等情况。对于使用呼吸机辅助通气的患者,调整参数,评估ECMO的功能。

四、模式转换示意

V-V ECMO转换为VV-A ECMO模式(图10-3-1):V-V ECMO患者继发出现循环衰竭,为改善循环功能,ECMO的转流模式可由V-V ECMO先转化为V-A ECMO模式,继而转换为VV-A ECMO,即1+2→1+3→1+2'+3。

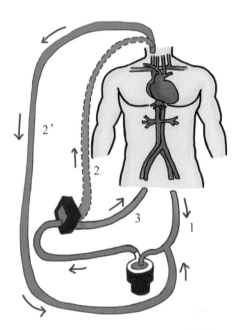

图10-3-1 V-V ECMO转换为
VV-A ECMO模式

第四节 V-A ECMO转VV-A ECMO模式

一、插管前评估

评估患者在ECMO支持下的心肺功能,经ECMO治疗组长确认患者需要行ECMO模式转换治疗。制定模式转换的应急预案。

做好操作前的准备：人员准备，环境准备，用物准备。床旁B超评估血管条件，最终确定穿刺位置及静脉灌注管的型号。

二、模式转换的配合流程

评估患者的血流动力学，确认呼吸系统是否需要进一步的高级支持治疗。

对清醒ECMO患者做好安慰解释工作，减少患者的紧张、恐惧的心理，遵医嘱给予镇静、镇痛治疗。

评估是否需要进行约束治疗。

妥善安置患者的体位，准备皮肤，设置最大的无菌屏障，暴露术野。监测生命体征，调整呼吸机的参数，做好抢救物品的准备。

协助医生行新的血管路径插管。插管成功后，配合医生选择截断点，重新连接Y型连接管路。

运行ECMO，调整参数，监测流量运行的情况。

三、模式转换示意

V-A ECMO转换为VV-A ECMO模式（图10-4-1）：1+2→1+2+3。

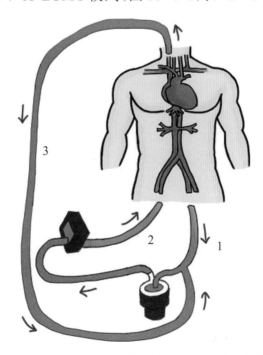

图10-4-1　VA-ECMO转换为VV-A ECMO模式

第十一章　ECMO 的撤机及护理

第一节　V-A ECMO 撤机的准备

ECMO撤机时机的选择至关重要,直接关系到患者的生命和接下来的疾病转归。撤机过早,心脏、肺脏功能尚未得到有效恢复,导致撤机失败;撤机过晚,则可能引发严重的感染、溶血等并发症,进而危及生命安全。临床上需要根据患者的情况,由ECMO诊疗小组或多学科会诊决定是否需要撤机。

一、V-A ECMO撤机的评估

(一)总体改善评估

引起心衰的因素得到去除或缓解,心脏功能得到恢复或改善;已考虑不同原因的心肌恢复所需的时间周期。

(二)血流动力学的初步评估(标准状态下)

保持脉压差大于20mmHg至少24h,并未呈下降趋势;保持平均动脉压大于60mmHg至少24h,无或有小剂量血管活性药物支持;无影响血流动力学心律失常发作;无严重代谢失衡,乳酸≤2mmol/L。

(三)呼吸功能评估

肺的自主氧合能力良好;正常或只需低水平保护性通气支持,如出现严重的肺功能受损,ECMO的氧浓度为21%时,$PaO_2/FiO_2<100mmHg$,考虑转为V-V ECMO。

(四)降阶梯评估(流量递减下的状态)

ECMO 的流量每日降低 0.5~1.0L/min,观察以下的指标,直至流量下降至标准流量的 2/3 或 1/3;保持脉压差大于 30mmHg 至少 24h;平均动脉压大于 60mmHg,无或有小剂量血管活性药物输入;没有影响血流动力学心律失常发作;代谢内环境稳定,乳酸≤2mmol/L;心脏超声左心射血分数≥30%,血流的速度时间积分(velocity time integral,VTI)≥10cm,组织多普勒二尖瓣环收缩峰值速度(TDSa)≥6cm/s。

(五)性能评估

保持 ECMO(流量:1/3CO)支持状态 2h 后;根据心脏超声测量心脏的每搏输出量 (stroke volume,SV);左心射血分数≥30%,VTI≥10cm,TDSa≥6cm/s;右心功能良好。

(六)撤机试验评估

ECMO 的流量降低至 1.0~1.5L/min,观察 4~8h 或更久;血流动力学呼吸指标波动幅度<10%;患者自我能耐受,平静配合;血管活性药物的低水平输入未呈上调趋势;心超检查心脏左心射血分数≥30%,VTI≥10cm,TDSa≥6cm/s,并未呈下降趋势。

二、ECMO 的终止标准

有不可逆的严重脑损伤;其他的重要器官的功能严重衰竭;顽固性出血;心脏功能无任何恢复迹象且无更佳的治疗方案;不可控的感染。

三、严格落实知情同意

在 ECMO 期间及撤机前应注意医患沟通,及时告知病情变化。对于放弃治疗的决策,需进行充分的医患沟通,征得同意并签署知情同意书。患者的恢复一般需要较长的时间,医生要与患者家人讨论治疗标准,一旦确定不太可能为患者带来更多的益处,应立即停止 ECMO 的支持。

四、制定撤机流程

(一)确定初始疾病的严重程度

最初的疾病的严重程度极大地影响 V-A ECMO 的成功脱机率。更严重的初始心肌损伤,更高的肌酸激酶同工酶、肌钙蛋白和较低的初始收缩功能与脱机失败相关。在 ECMO

启动时,根据休克的严重程度的参数,如乳酸、器官灌注标志物、血流动力学和心肌损伤的程度,可以预测随后的脱机率和生存率。在辅助的前24h,脱机患者有更高的平均动脉压(mean artery pressure,MAP)。微循环指数也有助于预测预后,且独立于血流动力学参数、乳酸和药物的支持。

(二)监测组织和器官灌注的恢复情况

如果V-A ECMO可以充分帮助恢复组织灌注,则应该表现为低灌注和终末器官损伤的标志物迅速正常化。辅助前72h的乳酸清除率变高,谷草转氨酶恢复正常,有助于提高脱机率。辅助前48h的微循环改善也与成功脱机相关。低灌注标志物的持续存在应促使临床医生通过增加体外系统或自身的心排血量、减少静脉瘀血、寻求可解决的低灌注原因(如肠系膜缺血)来进一步改善血流灌注。如果组织灌注仍无法充分恢复,通常会发生不可逆的器官损伤。

(三)评估心脏功能的恢复

一旦组织灌注得到恢复,下一步就是评估心脏功能的恢复。呼气末二氧化碳浓度的增加代表肺血流的增加,这是自身心排血量恢复的可靠标志,可能比血流动力学的变化更早能观察到。左室流出道-速度时间积分是广泛使用的左室恢复参数,对脱机成功具有良好的预测性。超声心动图(右心室射血分数和三尖瓣环收缩位移)和右心室功能的血流动力学参数也与脱机成功密切相关。在全流量的辅助下,左心室的指标往往被低估而右心室的指标往往被高估。组织多普勒收缩速度是相对于容量负荷无关的参数,在全流量辅助时值得参考。

(四)泵控逆流试验(pump-controlled retrograde trial off,PCRTO)

PCRTO可以降低离心泵的转速,使血流发生逆行;可以更准确、更快速地还原模拟V-A ECMO的脱机状态,并且评估时间可以比直接夹闭管路持续更长,且不会增加产生血栓的风险。在逆流试验过程中,应关闭通气来检验患者自身呼吸功能的恢复。右心室在V-A ECMO期间一般是处于卸负荷状态,这也使得评估其收缩性更具有挑战性。右心室-肺动脉耦合需要特别注意,因为右心室功能不全通常是V-A ECMO撤机过程中的限制性步骤,可以通过降低动脉血中二氧化碳分压和提高氧分压来优化肺血管阻力,促进肺血管扩张。此外,吸入一氧化氮或其他有效选择性肺血管扩张剂可以显著帮助降低肺血管的阻力。

第二节　V-V ECMO模式

随着自身肺功能的改善,体外呼吸支持将逐渐减少。寻找患者脱离体外呼吸辅助支持的最佳时机是ECMO患者管理中至关重要的一步,为了决定患者能否撤除V-V ECMO,建议根据病程及以下呼吸功能参数进行全面的评估。

一、肺功能的改善

根据ELSO指南,当自身肺承担全部气体交换的50%~80%时,可考虑撤除ECMO,即达到撤机标准。需评估导致上机的原发因素是否已经去除或者好转,氧合通气是否达标。

二、呼吸功能的初步评估

呼吸力学的改善,如呼吸系统(ARDS患者)静态顺应性的增加,和(或)气道阻力的下降(重症哮喘患者)。气体交换的改善:多数学者认为,当患者处于"适度呼吸机状态"(如,$FiO_2 \leqslant 0.6~0.5$和PEEP相对较低)时,动脉血PaO_2和$PaCO_2$维持在适当的水平,可以考虑撤机,但并没有提供这些参数的明确临界值水平。

·插管患者:$FiO_2 < 50\%$;$PEEP \leqslant 10mmH_2O$;$P_{plat} \leqslant 25mmH_2O$;$f \leqslant 28$次/分;$PaO_2 \geqslant 80mmHg$;分钟通气量$\leqslant 6~8mL/kg$ PBW;无呼吸费力,pH、$PaCO_2$符合临床指标。

·无插管患者:$PaO_2 \geqslant 80mmHg$;无创通气或面罩给氧$\leqslant 6LPM$;经鼻高流量$\leqslant 40LPM$且$FiO_2 \leqslant 30\%$;代谢内环境稳定,乳酸$\leqslant 2mmol/L$,循环稳定,灌注良好。

三、氧浓度降阶梯评估

以20%的递减率将ECMO氧浓度减至21%。维持满意的血气分析:$SpO_2 \geqslant 90\%$、$PaO_2 \geqslant 80mmHg$、无呼吸费力,pH、$PaCO_2$符合临床指标血流动力学无明显变化。

四、气流量降阶梯评估

以0.5~1.0L/min的速率将ECMO气流量减至1L/min,在气流量每次减少时监测血气指标。

患者耐受,关闭气流量2~3h,维持满意的血气分析:$SpO_2 \geqslant 90\%$、$PaO_2 \geqslant 80mmHg$、无呼吸费力,pH、$PaCO_2$符合临床指标血流动力学无明显变化。

五、ECMO停气试验评估

关于停气试验时间并没有明确的规定,患者在可接受的情况下维持2~3h或更久,有必要的话可以将试验时间延长至数小时。在这一阶段,患者需被严密监护,注意监测血氧饱和度,尤其要特别关注血流动力学、气体交换是否足够(动态监测动脉血气分析),评估呼吸模式(潮气量、呼吸频率、分钟通气量)和呼吸困难的征象。

第三节　ECMO围撤离期的护理

当完善各项评估,并且确定患者符合撤机条件后,应尽快拔管,以减少与ECMO支持相关的潜在并发症。

 一、ECMO撤机

(一)撤机准备

根据病情建立深静脉、CRRT通路,调节呼吸机的参数来匹配肺脏血流,除颤仪、抢救车等急救用品在床旁处于待用状态,需要重新准备全套ECMO的上机用物,以备ECMO撤机失败时紧急上机使用。其他的物品包括手术衣、血管缝合包、拔管用的手术包、管道钳。药物包括局麻药、镇静药物、血管活性药物等。

(二)V-A ECMO的撤机步骤

夹闭动静脉管道停机,并保持动静脉桥连开放,以备再次辅助。给予充分的心理支持、陪伴和足够的镇痛。拔管前,严格进行消毒铺单。一般先拔出静脉插管,再拔出动脉插管和下肢灌注插管,认真清创,仔细修复血管,缝合皮肤伤口,覆盖无菌敷料。

(三)V-V ECMO的撤机步骤

相对于V-A ECMO,V-V ECMO的撤机方式较为简单,即停机后在无菌条件下拔出静脉管,认真清理创口,拔除插管后压迫止血。

 二、ECMO的撤机护理

ECMO支持的患者的病情危重、复杂多变,ECMO撤机并不代表患者已经平稳度过危险期。因此,ECMO护理团队需要更专业的知识,更准确的疾病评估能力和临床判断能力。

护理工作不仅包含日常监护,还需要掌握患者病情的变化与复杂的 ECMO 管路之间的关系,防止并发症的发生,帮助患者平稳度过 ECMO 撤机前后的凶险旅程,促进患者身体康复。

(一)管道护理

用无菌薄膜敷贴覆盖,在穿刺处扩大消毒范围,以增加敷贴的黏性,加用胶布高举平抬法将敷贴固定在膝关节上部,再使用固定带将其固定在床尾,以减轻重力作用导致的牵拉。检查确保各管道接头处连接紧密,观察管路有无抖动现象。

(二)活化凝血时间(ACT)的监测

在 ECMO 期间,抗凝不足,会导致栓塞;抗凝过度,又会导致出血。目前,ACT 是床边快速的监测指标。留置右上肢动脉插管,持续监测 ABP,用生理盐水持续冲洗封管,减少穿刺的同时保证每次结果的准确性与可比性。在持续的肝素泵或比伐芦定泵的维持下,每 2 小时监测 ACT,根据患者的具体情况,要求 ACT 维持在 140~220s,再根据 ACT 的数值来调整抗凝药物的用量。期间需密切关注血小板的数目,如血小板低于 $50 \times 10^9/L$,则需要输注血小板治疗,同时关注出血倾向。

(三)每日评估患者是否可以脱离 ECMO 支持

在 V-A ECMO 中,决定脱机的关键是在每天尝试降低 ECMO 流量后用超声评估患者的心脏功能。在 V-V ECMO 支持的呼吸系统疾病的患者中,需要每日与医生共同评估其肺部自主呼吸和气体交换是否允许撤离 ECMO。评估患者的通气耐受能力。如果出现危及患者生命的严重出血并发症且病情允许撤离 ECMO 的话,必须确切评估能否控制机械通气设置来达到保护性肺通气的效果,同时满足患者的气体交换需求。

三、ECMO 管路撤除的管理

抗凝管理:拔管前需停用肝素至少 30~60min,以减少拔管过程中及拔管后的出血风险。但对于停用肝素的时机仍存有争议,立即停用肝素将导致凝血功能的快速失衡,引起机体凝血加强,形成血栓的风险大大增加。因此,根据大量的临床经验,拔管前不必立即停用肝素,而应逐渐减量,使机体的凝血功能形成新的平衡,以减少相关并发症的产生,而后继续给予低分子量肝素抗凝。

配合医生完成撤机评估后,逐步降低 ECMO 的流量,经切开留置的管路,应用外科修补后拔除,护士在管道拔除后协助患者肢体制动。期间应密切关注血流动力学的变化,如出现血压降低、心率减慢等,立即将其汇报给医生,使用血管活性药物等治疗,维持 MAP 在

65mmhg以上。观察创口局部有无出血、皮下血肿的情况,严格进行无菌操作,防止感染发生。

经皮穿刺留置的管路,在局部压迫穿刺口后被拔除。压迫的力量不宜过大,以避免插管远端可能存在的血栓脱落,用力的大小以拔管瞬间有少量的血液随拔管溢出为宜。

对于腔静脉压力较低或自主呼吸较强的患者,拔管的过程可造成气体经穿刺通道入血而造成气体栓塞的风险。对于此类高风险患者,可将管路尽量放平,将使用机械通气的吸气末暂停,短暂应用肌松剂等。

撤除管路后需要压迫局部30min以上。期间切勿反复观察出血情况,压迫30min后仍有出血,需继续压迫20~30min。撤除后6h以内应保持平卧,减少屈腿、翻身。翻身采用平板滚动,前2h以内每半小时检查伤口渗血的情况,以后每1小时检查1次。

 四、ECMO撤机后的护理

ECMO撤机后1周内尤其是24h内患者仍处于危险期。因此,撤机后仍需要加强管理,密切监测患者的生命体征变化,尤其是血压、血氧饱和度、血气分析的变化趋势,防止感染、出血等严重并发症的发生。

(一)血流动力学的管理

V-A ECMO是抢救严重的血流动力学受损或休克患者的重要手段,只有当心脏和终末器官功能持续恢复后或者寻求到移植、永久性心室辅助功能后才能撤除ECMO,也只有血流动力学完全稳定才预示着撤机成功。在此期间,护士需密切监测患者的生命体征,观察肢端动脉搏动、末梢皮温、色泽情况。关注ABP、中心静脉压的动态变化。患者体位发生变化时,及时将换能器位置调整,获取准确的数据结果,及时根据血压变化来调整血管活性药物。观察每小时的尿量、微循环指标,以此判断是否达到适合的灌注压力。

(二)呼吸系统的管理

呼吸系统的管理是ECMO撤机期间至关重要的一环。为了更好地了解肺的通气功能,撤机后关注血气分析的变化,以此判断呼吸功能的恢复情况。需要随访胸片来评估肺是否充气适度、有无痰液坠积等发生。对于气管插管患者,需要关注潮气量、呼吸频率、气道平均压的变化,如出现因低心排、低血压导致的器官灌注不良时,可以降低通气压力及通气量,必要时使用血管活性药物来提高血压,维持灌注。给予充分的气道湿化,加强物理排痰等避免患者由于痰液黏稠导致的痰液堵塞气管。对非气管插管患者,护士需要鼓励其早期活动、深呼吸、有效咳嗽,经常变换体位等促进痰液排出。

（三）预防出血与血栓的发生

出血是 ECMO 撤机后最为危险的并发症之一，在管理上需严密监测凝血功能、血红蛋白的变化，观察伤口、穿刺点、大便、全身黏膜等有无出血，减少不必要的穿刺，延长穿刺部位的按压时间。ECMO 撤机后患者的抗凝减少及患者要严格卧床的要求导致容易形成血栓。要避免 ECMO 撤机后形成血栓，就需要达到良好的抗凝。护理中需严密评估并每小时记录患者的感觉反应、肢体的皮温与色泽、脉搏强弱等，及时发现及处理机体栓塞，严密评估患者的神志，防止脑栓塞发生等意外。

（四）精细化管理来预防感染发生

V-A ECMO 最常出现的感染并发症是菌血症和败血症。留置各种有创导管，以及较长的卧床时间，都是患者发生感染的危险因素。此外，ECMO 管路通过泛内皮化损伤、白细胞活化和促进炎性反应而引起免疫功能异常。ECMO 管路引起抗菌药物的药代动力学和药效学的变化，会影响感染的治疗效果。感染预防应着重于应用呼吸机肺炎预防的相关措施，每日使用氯己定海绵全身擦浴，用氯己定消毒并每日评估各种插管是否可以尽早拔除，确保敷料干燥、无渗出；根据培养结果，缩小抗生素谱，减少多重耐药菌的产生。加强医护人员的团队管理，防止发生医源性感染。

（五）多学科合作，促进患者进行早期康复活动

多学科综合干预、心肺康复锻炼有助于改善患者的心肺功能，有效降低 ECMO 术后并发症对患者造成的影响。在病情稳定的情况下，根据患者的实际情况进行早期康复。通过评估患者的下肢肌力情况，选择相应的早期活动计划：下肢肌力为 0 级时，康复师使用神经肌肉电刺激仪对局部组织进行电流刺激；下肢肌力为 1~2 级时，康复师除使用神经肌肉电刺激仪进行电流刺激外，协助患者行下肢被动运动，每次 20~30min，每天 2~3 次；下肢肌力为 2~3 级时，康复师指导患者行下肢主动运动，如踝泵运动，每次 20~30min，每天 2~3 次；下肢肌力为 3~4 级时，可从下肢蹬腿运动过渡到在床上踩脚踏车；下肢肌力为 4 级时，康复师可与护士协助，让患者在床边站立。随着患者的心肺功能逐渐好转，患者从每天完成下肢蹬腿运动逐步过渡到在床边站立。

（六）正向疏导，帮助患者获得适宜的身心状态

随着病情好转，ECMO 撤机后，医生会逐步减少镇静、镇痛药物的使用。患者渐渐恢复意识和定向力，由于病情影响以及环境改变，患者可能出现情绪激动和谵妄。伴随着恐惧与绝望等负面情绪，表面平静的患者可能下一秒会突然觉醒、躁动，拔除身上的管道。对于不

能沟通的患者,要适当镇静,有效约束,防止意外拔管。对于清醒配合的患者,做好相关疾病知识的宣教,鼓励安慰患者,增强其康复的信心。日常生活中鼓励患者逐步开展活动,完成力所能及的劳动,比如自行进食、洗漱等,借助多媒体帮助患者了解外界的变化,与外界保持有效的联系,邀请患者的家属进行探视、陪护,用心呵护患者,减轻其孤独感与恐惧感。

第十二章　ECMO 的转运及护理

第一节　ECMO 患者的院内转运

体外膜肺氧合近年来被广泛应用于常规生命支持无效的各种急性呼吸和(或)循环衰竭,适用于危重患者。危重患者由于检查或治疗等需求,常需要被转运。在国际体外生命支持组织发布的ECMO院际转运指南的基础上,结合我国转运的现状,由复旦大学附属中山医院护理部、重症医学科牵头制定成人ECMO院内转运护理专家共识。该共识包括ECMO院内转运风险评估、转运计划、转运准备、转运监护、转运交接和转运管理,以期提高ECMO院内转运的安全性。

一、转运目标和原则

(一)目　标

做好转运前的评估与准备;转运中的协调一致和各尽其责;转运后的信息、文件和治疗一致。

(二)原　则

整个转运过程以安全为首要原则,即持续监护、管理、计划、评估。

二、转运前的风险评估

(一)评估患者

转运前应评估患者的病情、生命体征、循环及呼吸支持情况、意识状态和转运时间,确认其家属知情同意及签字。

(二)医护评估

医生评估转运的获益及风险,决定该患者是否需要进行ECMO转运。ECMO高级专职护士对可能发生的风险及患者对风险的耐受程度进行评估。

(三)评估内容

有关的共识建议评估内容包括生命体征、意识状态(GCS评分)、呼吸支持情况、循环支持情况、临床上的主要问题以及转运时间;同时,需将转运的必要性和潜在风险告知患者及其家属,获得其知情同意并签字后,方可实施转运。

◆ 三、转运计划及人员安排

1.转运前应规划转运路线,评估转运通道和电梯是否符合ECMO的转运空间,事先联系医疗电梯,尽可能压缩转运时间,以保证转运畅通、安全。

2.转运团队建议由1名监护室医生主导,至少包括2名ECMO高级专职护士,可包括体外循环医生和呼吸治疗师。转运团队成员之间通过沟通协调,明确各自的转运职责。

3.参与转运的医护人员应经过ECMO专业培训,护士的工作年限在5年及以上,能熟练使用抢救设备,并熟悉危重患者的转运观察要点及抢救措施,具有ECMO日常护理工作及转运经验。由于各单位的医疗资源的情况不同,ECMO转运团队成员的组成应根据临床的实际情况来调整,无论团队的组成如何,都应有1名指定的医疗主管或转运负责人来指导转运,从而保证患者安全转运。

4.组建通力合作、训练有素的院内转运团队。转运团队成员需分工明确,各司其职。针对ECMO转运护士的能力、资质,40%的中心要求转运团队成员通过ELSO认可的临床ECMO课程并定期参加相关培训和模拟训练,27%的中心要求参与ECMO转运的成员至少有4年ECMO的临床管理经验。

◆ 四、转运准备

1.转运清单能指导ECMO患者院内转运的准备工作。内容应包括人员、仪器(或设备)、药物、导管、观察要点。ELSO院际转运指南建议,在实施ECMO转运前应填写转运清单,以便核查各项准备是否完善,其内容可包括一般信息确认、气道和呼吸状态、循环状态、转运不利条件等。

2.转运氧气储备应在充分满足转运需求的基础上增加30min。对于使用5L的智能化氧气钢瓶,可为ECMO提供至少2瓶。

3.检查所有仪器的电源储备情况,建议转运过程中携带不间断电源。

4.检查所有药物的使用情况,携带足量的药物。维持原有的镇静、镇痛治疗,即以目标为导向的镇静、镇痛的管理方案,必要时遵医嘱调整镇静、镇痛药物的剂量。

5.转运前检查各类导管的深度,为预防非计划性拔管,应使用约束带或约束网套来约束患者的肢体。

6.充分吸痰,保持患者的气道通畅,连接转运呼吸机后应观察患者的氧合情况,合理设置呼吸机的参数,建议试用5~10min。

7.转运前30min应暂停肠内营养,进行胃肠减压,以防止发生反流误吸。应确认患者的抗凝指标在目标范围内。

8.在机械通气患者转运前,应先检查气管插管的位置,导管有无脱管,管路是否通畅、移位等情况,充分评估约束患者的必要性。

五、转运监护的要点

1.为确保患者的安全,建议尽量保持ECMO设备靠近患者。在保证安全的前提下,做好患者的保暖措施。

2.在整个转运过程中,若需要进行各类侵入性操作,应遵守无菌操作的原则,并做好手卫生。

3.转运期间建议观察ECMO的流量及转速,ECMO动静脉管路的血液颜色变化,ECMO插管部位有无出血、渗血,查看ECMO插管穿刺侧肢体肢端动脉的搏动情况及皮色、皮温的变化。

4.转运期间建议提供必要的监测治疗措施,转运过程中尽可能保持原有的监测治疗措施的连续性。妥善固定各类导管。对于各类设备,应规范放置,妥善固定。所有的显示屏(包括呼吸机和注射泵的显示器)均应可见。

六、转运交接的要点

1.在条件允许的情况下应尽量避免搬运患者。如需搬运,应明确人员角色,听从1人指挥,由专人负责保护管路,防止导管滑脱、压迫、打折。

2.在可移动平台进行检查时,确保所有的设备在移动时可安全运行,建议有1名人员陪同检查。

3.搬运环节存在较大的风险,是ECMO转运不良事件的多发环节,因此,建议在条件许可的情况下尽量避免搬运患者。当不可避免需要搬运时,多数ECMO搬运案例中均要求搬运过程中要听从 1 人指挥、分工协作以防止各种管道的牵拉及脱落。

4.对需要交接的科室,完成搬运后,依次接通 ECMO 的电源及气源、呼吸机回路、各类药物的治疗通道;固定 ECMO 的管道及离心泵等设备;续上变温水箱;查看 ECMO 的转速和流量。

5.转运后应做好交接,内容包括患者的病情、治疗情况和不良事件;护理文件核对确认、医嘱文件确认、各类治疗信息数据确认、患者的皮肤确认。

七、转运培训

1.定期采用情景模拟训练方法对转运团队进行培训和考核。培训内容包括转运评估、流程、交接、人文关怀。

2.制定适合本单位的转运应急预案,内容应包括膜肺受损、导管移位、电源故障、气源故障、ECMO 插管脱出等。

3.对于院内转运期间发生的任何不良事件,都应上报并分析原因,进行持续质量改进,实现对院内转运的规范化管理。

第二节　ECMO 患者的院际转运

一、物品准备

配备 ECMO 转运车或飞机。其车型设计要紧凑,能够顺利进入救护车、电梯间,甚至飞机内。转运车的上层设计为病床,对于小儿还要另配小尺寸的床,能够固定或替换;配备变温毯。床下分割成若干功能区,主要的设备区在最底部,包括离心泵、不间断电源、瓶装压缩空气和氧气、变温水箱等;上层为监测设备,有氧饱和度监测仪、空气-氧气混合调节器、ACT 及 APTT 监测仪、心电图和动脉压力监视器、呼吸机、输液泵等。另外,还需要配备ECMO 管道包、动静脉插管包、配件箱、药品箱、手术所需的消毒器械,以及手术衣、铺单、缝合线等物品包。必备的物品要求小型化,便于携带,准备齐全,有物品清单以备查找。

如对方单位具有 ECMO 转运的基本设备,只需建立物品清单,要求对方核实,设备到位即可,对不熟悉的医院要仔细核实物品。如需要携带 ECMO 设备,根据患者的体重、ECMO 的方式等进行选择,使用事先准备好的 ECMO 转运车、管道包、配件箱和药品箱。如有时间,可事先预充好 ECMO 的管道,将其带到对方医院,节约时间。地面 ECMO 转运时需要的交通工具包括 1 辆救护车和 2 辆大的面包车来装载转运人员及装备。即使采用空中转运,在向机场转运或离开机场时仍需通过地面转运。

二、人员准备

院外转运人员包括体外循环师、麻醉师、外科医生、护士、内科医生等,特殊患者还需要专业医生跟随。相关人员必须是经过培训、熟悉操作流程、掌握各种设备的使用和维护、具备抢救经验、经过多次合作的医护人员。设立的组长,统一管理,内外协调,负责联络、调派、协商事务。

转运团队的成员要求有 ICU 医生 2 名(其中至少 1 名为高级职称医生),体外循环师 1 名,心外科医生 1 名,具备 ECMO 的护理资质、工作 3 年以上的 ICU 专科护士 2 名。转运团队由 1 名 ICU 高级职称医生担当指挥协调员,对团队统一指挥协调,确定转运的最佳时间及路线。转运前团队各成员检查自己负责的设备及物品是否齐全,并携带患者的记录单、影像资料。转运过程中,护士负责管路固定及病情观察,体外循环师负责 ECMO 的运转情况,ICU 医生观察及处理呼吸机支持与报警。

三、患者准备

评估转运风险是重症患者安全转运的基础。血流动力学不稳定,不能维持有效气道开放、通气及氧合是患者转运的相对禁忌证。转运护士要熟悉患者的诊治过程,评估患者的整体状况,做好充分的转运准备:清理气道,检查 ECMO 的转运、呼吸机、心电监护仪、输液泵、微量泵及输液管路的情况。ECMO 患者植入的管路较多(ECMO 管路、动脉管路、输液管路、泵药管路、鼻胃管、尿管等),容易发生意外脱管。为了保证管路的安全,转运前分别固定下肢管路(动脉管路等)及颈部管路(气管插管、输液管路等),防止意外脱管的发生。转运前,通知目标医院病区准备床单位及物品,接收患者。

四、转运过程中患者的监测与管理

为防止转运过程中患者躁动和车辆颠簸导致管路移位或脱出,需给予患者持续的镇静、镇痛治疗,对四肢进行保护性约束。转运过程中团队人员分工协作,专人负责密切监测患者的呼吸、心率、血氧饱和度及有创血压的情况。血流动力学稳定是患者能够安全转运,保证 ECMO 正常运转的前提条件。在转运过程中关注血管活性药物的泵入情况,防止因静脉通路打折或断开而造成循环波动,动态调节血管活性药物泵入的剂量,将转运过程中的收缩压维持在 90~110mmHg,观察患者的人工气道与呼吸机的连接情况,动态观察动静脉插管有无移位,如果氧合器出现明显的颜色变化,管道内有凝血块、空气或导管抖动等异常情况,就及时处理。

图 12-2-1 为 ECMO 转运车内模拟场景。

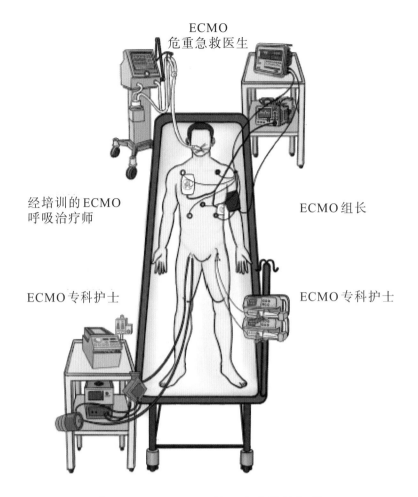

图 12-2-1　ECMO 转运车内模拟场景

五、转运过程中并发症的观察与护理

为避免凝血,对患者的全身实施肝素化。因此,出血是ECMO最常见的并发症,以脑出血最为严重,手术创面及插管处是易发生出血的部位。在转运过程中,由于无法全面监测患者的凝血功能,故要求转运过程中做到以下几点。

1.密切观察手术切口、插管处有无渗血情况,插管周围皮肤的颜色及张力,判断有无皮下出血。妥善固定插管,防止插管的轻微移位而引发出血。

2.用注食器经胃管抽吸观察胃液有无咖啡色或有血性胃液抽出。

3.观察双侧瞳孔是否等大,对光反射是否变化,应用格拉斯哥昏迷指数评分动态评估患者的意识。

4.严密监测患者的生命体征,严密观察血流动力学的变化,判断有无内脏出血的可能。插管远端肢体缺血是ECMO动脉插管的常见并发症,与动脉插管的位置、导管内径、插管技术和动脉插管前的定位监测有关。尤其是对于紧急情况下进行的导管置入,需要格外注意。在转运过程中要比较双下肢的皮温,评估足背动脉搏动是否减弱或者消失,皮肤是否出现淡紫色花斑,甲床是否苍白或发绀,以及是否存在下肢肿胀的情况。转运过程中若观察到插管侧肢体的皮温下降,有暗紫色瘀斑,应考虑静脉回流障碍,入院后需立即处理。

 六、ECMO转运后的评估与交接

到达后需向值班人员详细交接患者的病情,如诊断、治疗经过、营养状况、皮肤情况、各种管路的植入情况、ECMO的模式及参数、液体及血管活性药物的浓度与用量、转运过程中出现的特殊情况等,双方签字。

第十三章 ECMO团队的建立和管理

第一节　ECMO快速反应团队的建立与管理

ECMO技术作为重症患者有效的心肺支持技术,操作的难度较高,救治程序复杂,包含ECMO的建立、患者转运、护理撤机及其他支持治疗的配合。ECMO的准备和实施流程是否高效直接影响患者的救治效率与预后。建立专业规范化的ECMO快速反应团队不仅能提高抢救效率,而且对改善护理质量和患者的预后也尤为重要。国内外成人ECMO专家共识指出,ECMO的团队建设能提高危重患者的救治成功率。应用团队管理模式进行质量控制,不仅能提高团队的专业能力和技术水平,还能促进ECMO治疗质量的持续改进。

一、团队人员的配置

组建ECMO快速反应团队,以团队负责人为组长,指导团队开展工作;护士长为副组长,负责协调人员和物资;医务部统筹协调多学科协作。ECMO团队要求医生具备较高的专业能力和技术水平,同时能顺利通过准入考试;要求护理人员具备较高的本专业理论知识和操作技能,并在本专科工作8年以上或获得重症专科护士资格,同时必须是有ECMO专职护士准入资质者。作为一个整体,团队人员根据岗位采取轮岗听班制,要求接到任务后5min内到达抢救现场,以缩短救治准备的时间。

ECMO团队的主要负责人应该是1位具有资质的重症医学专家,或者是具有一定资质的儿童/新生儿专家、心胸血管外科医生、创伤科医生或其他被认可的接受过ECMO培训或有ECMO管理经验的相关专业人员。团队负责人指挥和协调各组人员的工作,决定整个治疗方案和进程。同时,团队负责人在工作中,要具有充分的职业使命感、勇于承担责任,创建一个相互信任、开放式沟通、创新思考和有凝聚力的环境。

二、ECMO的预警标准

ECMO的预警标准包括呼吸机无法纠正的肺栓塞、急性呼吸窘迫综合征、呼吸心搏骤停、暴发性心肌炎、系统性红斑狼疮等。

三、ECMO的团队启动及职责分工

ECMO快速反应团队应实施多学科合作的救治模式。该团队包括急诊科医生、心脏/呼吸重症监护医生、ECMO插管穿刺医生、心脏介入科医生、心脏内外科医生、重症医学科医生、体外循环组及不同角色的护理人员。各岗位人员需明确职责、预警标准、启动时机及工作流程。

非紧急情况下,应当由3名以上医生共同制定上机、撤机的治疗与管理方案,其中至少1名医生为患者的经治医生,2名为本院ECMO技术临床应用专家组的成员。

紧急情况下,上机由1名ECMO技术临床应用专家组中具有副主任医师以上专业技术职务的医生决定,并在上机后12h内按照非紧急情况补充制定后续的治疗与管理方案。

首诊医生负责对患者进行全面评估,给予必要检查后作出初步诊断;各监护室医生负责对患者进行评估,给予必要的检查后作出初步诊断,并初步拟定治疗方案,同时在插管过程中给予患者积极治疗,维护患者各器官的功能;专科医生负责再次确认疾病的适应证,经家属知情同意后建立体外循环(插管方式上首选经皮),并根据患者的病情设置ECMO的参数;心内科医生负责为患者行冠状动脉(冠脉)造影和冠脉支架植入;心外科医生负责为患者行心脏手术;ECMO专职护士负责预充管路、ECMO动脉-静脉插管配合,按照插管流程将预充好的管道传递给插管医生,配合将置入患者体内的动静脉管路与之准确连接;ECMO专职护士负责及妥善固定血液循环管路,保证膜肺的位置低于患者的心脏;责任护士负责病情,尤其是生命体征监测,根据医嘱进行用药和施救,记录抢救过程等。启动ECMO后,团队继续实施患者的后续治疗、手术、转运等工作。

四、ECMO的运行管理

采用ECMO治疗的患者,在ECMO治疗的过程中,由经过专业培训的监护室高年资医生和ECMO专职护士负责。其密切观察患者的各项生命体征和病情变化,随时调整治疗方案,实行交接班核查清单制度。在治疗过程中,医护配合并有多学科协作,实时评估患者并作出决策。ECMO专业团队负责管理设备耗材、管路准备、处理意外、日常巡检、继续教育、数据分析等ECMO支持的几乎所有的服务。

五、过程质控监督

团队成立质量控制小组,应用质量管理工具进行质量控制和改进。制定 ECMO 病例讨论制度,定期对开展实施的疑难或任何严重的并发症或死亡病例进行汇总分析、小组讨论,以不断提高医疗护理质量。制定 ECMO 数据收集制度,每年的数据报表可参照 ELSO 信息登记系统进行汇总分析,以提供质量管理改进依据。成熟开展 ECMO 的中心应建立质量管理规范并实施监管,开展例数较少的单位应参照成熟单位的规范来实施质量监管,以达到同质化管理的目的。

六、ECMO人员的培训与继续教育

1.承担 ECMO 技术培训工作的医疗机构都应该有一套完善的 ECMO 工作人员培训、认证、再认证的教育项目。课程设置应包括理论学习、模拟训练和临床实践。

2.每一位 ECMO 工作人员均需要完成上述培训。

3.常规再教育及对紧急 ECMO 项目的培训应该作为参与 ECMO 管理人员的动态认证并记录在案。对于每年少于 20 例的 ECMO 中心,尚需要对所有的团队人员实施额外的再教育。

4.ELSO 推荐对于超过 3 个月没有参与 ECMO 管理的团队成员,需要再次参加 ECMO 培训项目以获得资质的再次申领。

七、团队成员的培训内容

ECMO 团队成员采用理论讲座、模拟教学及临床实践相结合,设置专业的培训计划。

1.解读和学习 ELSO 发布的专家培训手册。

2.开展 ECMO 主题会议,对理论知识与操作进行规范化教育。

3.结合科室内的案例,对治疗过程和效果进行评价、讨论。

4.通过网络,线上学习相关课程。

5.模拟抢救过程和 ECMO 的建立、管理及撤机情景,对相关流程和操作进行优化。

6.定期组织团队成员学习继续教育课程。

八、患者随访

每个 ECMO 中心都应有一套完善的患者随访计划,并保证能够提供合适的康复支持服务。

第二节　ECMO护理团队人员的职能与发展

在各个不同的医院,ECMO的建立和管理由多科专业人员合作进行,也由ECMO患者的病情决定。在作者所在的医院,成人心血管重症患者ECMO由临床心脏重症专家管理,成人呼吸ECMO则由呼吸重症监护室ECMO医生管理,其余危重症ECMO患者是由综合重症监护室ECMO医生管理。ECMO专职护士是受过专业训练的重症监护室护士,在ECMO医生的指导下管理ECMO患者。ECMO专职护士承担了ECMO专家的职责,除了满足患者的复杂需求外,还负责确保ECMO管路的安全管理。本章将列出各自的职责。

一、ECMO护理治疗组

ECMO护理管理的三级质控见图13-2-1。

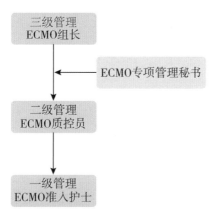

图 13-2-1　ECMO护理管理的三级质控

二、ECMO护理治疗组的成员与职责

ECMO护理治疗组组长由ECMO支持系统治疗中心相关负责人及护士长共同负责。

团队成员拥有ECMO的准入资质,即由经过ECMO技术相关系统培训并考核合格者组成,负责对患者的病情进行密切观察、及时评估并配合医生采取可行的措施,协助监测辅助循环期间的异常情况。

(一)护理团队组长的工作职责

1.组织团队,负责管理小组的正常运作。

2.监测团队组员的个体表现。

3.监督过程,协助制定护理决策,关注ECMO患者的综合治疗效果,根据制定的质量指标进行护理质量评价。确保管理小组完成定期的专业培训、绩效考核、持续质量改进、病历上报(患者出院后15个工作日内)。

4.专业理论和护理实践的培训与指导,根据准入制度进行考核。制订考核计划,并安排考核工作的开展,协调和分配各考核小组成员的工作,确保考核的质量,并对考核过程中出现的问题进行总结改进。

5.负责ECMO专职护士的准入、认证和培养方案的完善及能力评价的考核。

6.制定科室ECMO的各项应急预案,完善应急流程,提高ECMO治疗的安全性。内容包括新进展、凝血、感染、导管功能不良、机器维护与管理、ECMO操作规范、ECMO应急流程等。

(二)ECMO专项管理秘书

ECMO专项管理秘书为经过专业培训合格、取得ECMO资质的临床医务人员,和医院质量管理部门协调监督ECMO技术临床应用监测与评估制度,每季度就ECMO技术的临床应用的病例选择、并发症、死亡病例、医疗不良事件、术后患者管理、患者生存质量、随访等情况和病历质量开展数据收集与评估,协助组长制定ECMO章程,包括ECMO的适应证和禁忌证、患者的临床管理、设备的维护、治疗的终止以及患者的随访、全科培训等。

(三)ECMO质控员

在ECMO期间,ECMO质控员主要承担ECMO护理质量指标的过程监督和患者床旁管理监控;确保管理小组完成定期的专业培训、绩效考核、持续质量改进、病历上报;落实设备用品管理、管路准备及预充、故障排除、仪器维护和ECMO运行数据监测;指导和监督相关制度流程的执行情况,质量改进;负责仪器登记造册、耗材和成本管理;ECMO运行时负责实施呼吸机管理、呼吸力学监测及肺复张。

(四)团队组员的工作职责

1.遵守ECMO技术诊疗指南和操作规范,严格掌握ECMO技术的适应证和禁忌证,建立上机、撤机和标准化ECMO技术临床应用的操作流程,按照标准化操作流程实施ECMO技术的临床应用。

2.负责患者病情的监测和ECMO的管路管理,及时评估并配合医生采取可行的措施,协助监测辅助循环期间的异常情况。

3.具备扎实的危重症专科护理能力,熟悉重症监护室的工作流程及设备,能够熟练实施重症监护室危重患者护理的抢救技术。

4.熟悉各项ECMO并发症及应急预案的流程图,预防和应对任何紧急的情况。

5.定期参加ECMO理论和护理实践方面的培训课程。

6.协助团队的其他成员,共同努力确保对有各种复杂护理需求的重症患者进行安全协调和管理。

(五)其　他

ECMO快速反应团队的护理治疗组成员除遵守以上的基本职责外,还提供24h待命的应急服务。

三、ECMO护理团队的进阶职能分配

美国护士协会认为专科护士的角色主要有临床实践者、护理研究者、教育者、顾问和管理者。除了满足患者的复杂需求外,ECMO专科护士还负责确保ECMO的安全管理,包括持续监测、评估和故障排除,以及预防和应对任何紧急情况;此外,还负责将连续性肾脏替代治疗(continuous renal replacement therapy,CRRT)与ECMO管路连接起来,并确保患者在转运期间的安全。在护理临床实践中,建议将培训项目标准化,同时定期实施专科理论知识和护理实践考核,结合ECMO护理质量评价标准,进行分层能级进阶,将ECMO专职实践护士分为初级和高级两个层级。ECMO作为一项挽救患者生命的高级体外循环支持技术,缺乏相关专科技术护理质量的评价标准和监控体系。建立ECMO教育体系,开展ECMO护理岗位培训制度,建立ECMO培训制度,有助于提高ECMO患者的护理质量。

四、ECMO专职实践护士的要求

(一)护理人员的素质要求

ECMO需要多学科、多部门协作完成,团队中的每名成员均需具备良好的团队协作能力;护理人员更应具备抢救配合能力、病情观察能力、危机预判能力、突发事件处理能力、较强的沟通交流能力和学习新知识、新技术的能力;也要具有良好的慎独精神、强烈的责任心、同情心、热情和耐心。

(二)护理人员的专业要求

1.ECMO护理人员应是具有5年以上监护室临床护理经验或是重症监护专科护士。

2.应用ECMO的护理人员需具备良好的重症监护专业知识基础,接受专业培训,熟练掌握成人的解剖结构特点、病理生理、血流动力学等相关知识。

3.ECMO的护理难度大、风险高,作为重症监护病房的护理人员需要掌握与ECMO相

关的理论知识、ECMO的护理管理。掌握ECMO在临床护理中的操作难点,能有效识别ECMO的常见并发症并能给予及时处理,是保证ECMO救治成功的重要因素。按照理论培训计划,完成考核合格者方可上岗执业。

4.按照实践培训计划,完成ECMO实际病例的带教培训操作、上下机模拟操作、应急处置模拟演练等,在上级带教老师的指导下,培训不少于3个月并参与5例以上ECMO技术护理时长和临床应用的全过程管理,对理论和实践均考核合格后取得准入资质。

5.定期进行相关知识、技能的再培训与考核。完成本能级的培训任务、工作量满额,经ECMO支持系统治疗中心考核组评定后,可成为高级ECMO专职实践护士。

⬡ 五、初级ECMO专职实践护士的职能

1.熟练掌握ECMO的各项规章制度和岗位职责。

2.熟练掌握本专科的基础理论知识、危重患者与常规ECMO患者的评估、ECMO记录书写、常用的药物知识、多专科护理知识及危重患者的心理护理,并具有一定的临床思维能力和应急能力。

3.熟练掌握ECMO常用的诊疗技术操作:ECMO上机操作、ECMO联合CRRT治疗、ECMO下机操作、ACT监测、心电监测和除颤技术、危重患者的营养支持技术、危重患者的抢救配合技术、氧疗、俯卧位通气等。

4.能判断与掌握ECMO常见的并发症的应急处理:如低血压、出血、继发感染、溶血、机器故障、耦合剂更换等。

5.熟练掌握与ECMO相关的常用仪器的规范使用:如血液透析机、心电监护仪、除颤仪、血糖仪及微量注射泵、输液泵等。

6.熟练掌握ECMO消毒隔离制度,如医院感控基础知识及相关制度,手卫生的执行制度,多重耐药菌的管理制度等。

7.熟悉掌握ECMO患者的心理护理的要点及沟通技巧。

8.操作培训:完成观摩及现场操作,在专业人员的指导下独立完成ECMO护理操作5例及以上并通过实践操作考核。

9.资格认证:考核合格,由护理部颁发培训证书,获得操作资格。证书的有效期为2年,并在医务科、护理部备案。

10.连续资格认证:具有ECMO治疗合格证者,每2年进行连续资格认证,2年内完成5例ECMO护理独立操作后继续获得ECMO治疗合格证。

六、高级ECMO专职实践护士的职能

1.ECMO技能的培训:高级ECMO专职实践护士协助ECMO负责人制定初级专职护士的培训和ECMO中心继续教育方案。

2.负责从业人员理论和操作技能的培训、应急预案的培训与演练。定期组织团队成员学习继续教育课程。

3.管理ECMO准入人员常规继续教育的记录档案。

4.动态协同ECMO管理:负责评估、制订ECMO患者的护理计划,负责安全执行护理计划,如果出现任何的并发症,高级ECMO专职实践护士协助主管医生进行干预。

5.负责科室日常ECMO护理质量的质控和管理。对相关知识与操作流程进行规范、优化。

6.协助制定ECMO病例讨论制度,定期对开展实施的病例进行汇总分析、小组讨论,以不断提高医疗护理质量。

7.负责院内及院际的ECMO转运以及临床科研。

第三节　ECMO设备耗材及用物管理

《中国开展成人体外膜肺氧合项目建议书》提出ECMO中心应有ECMO相关物品库房,其中包括ECMO安装设备、ECMO相关耗材和转运相关设备,并列出相应的清单,定期由专人核查,及时补充相关的物品,并负责设备的维护和清洁。ECMO中心应建立一套高效而安全的ECMO应急预案,确保在任何情况下都能够开展ECMO工作。ECMO库房管理应能够随时提供所需的耗材,方便ECMO值班人员及时获取。ECMO相关的设备及耗材的价格昂贵,如何采取科学管理措施来做好ECMO高值耗材的日常管理工作,实现对高值耗材的高质量安全的使用,这对护理管理者们提出了新的要求。

1.树立医护人员的管理意识,强化管理人员的资源管理意识,提升医护人员ECMO设备耗材使用管理工作的重视程度。将高质量的高值耗材使用管理工作落实在实际中,建立健全的制度,加强对医疗设备医用耗材的有效管理和监督。

2.规范管理流程,科学设计管理制度。通过制定ECMO设备管理制度和高值耗材使用管理制度,指定专人负责,定品种的数量、定点放置、定时清点,使之处于紧急备用的状态。明确职责,落实责任制度,构建有层次、立体的责任管理体系,明确人员的权责范围。

3.掌握正确的管理内容和方法,对于ECMO设备及医用耗材的使用情况,要进行规范的登记。建议在医院中建立对应的高值耗材使用的档案,使用"ECMO高值耗材登记表",将耗材的型号、数量、编号、价格、患者的名称、日期等明确标注出来,完成启动ECMO后,由护士及ECMO操作者双人核对确认。在ECMO耗材柜上标注耗材所处的位置及耗材名称,并贴有标签来标注相应的日期及有效期。

4.加强信息化建设,优化ECMO高值耗材管理,通过构建二维码管理模式而对高值耗材的出入库进行监督。对于出入库的所有的高值耗材,坚持"扫码入库,扫码出库使用"的管理规范,实现了高值耗材管理的可追溯性。

5.落实ECMO用物的应急管理,可设置ECMO上机专用预充箱和特殊耗材箱,专人管理ECMO上机应急箱,定时清点,用后及时补齐,使之处于紧急备用的状态。

第四节　ECMO护理质量评价指标

护理质量代表医疗机构的管理水平和服务水平,直接关系到患者安全和患者结局。护理质量评价指标则是用来评估医疗卫生的决策、服务和结局,从而反映护理质量的检测工具。护理质量是宽泛的、抽象的,护理质量评价指标则是将护理质量可视化、具体化。

1994年,美国护士协会(American Nurses Association,ANA)发起"护理质量与安全"行动并在全美试点开展评价护理人员配置与护理质量关系相关指标的研究,提出了护理敏感性指标的概念。美国学者Donabedian于1966年首次提出通过测量结构—过程—结果三个维度的质量指标,对医疗服务质量进行评价后,护理敏感性指标被广泛运用于监测护理质量。1998年,美国护士协会建立起国家护理质量数据库(the National Database of Nursing Quality Indicators,NDNQI),采集护理敏感性指标的信息,并以此为抓手构建与护理质量相关的知识库。NDNQI共包含18项护理质量敏感指标,在世界范围内已经有2000余所医院(98%磁性医院)、30万名注册护士加入该指标数据库。

国家护理质量数据平台(China National Database of Nursing Quality,CNDNQ),创建于2016年6月,由原国家卫生计生委医院管理研究所护理中心研发。该平台秉持以服务护理质控规范化、科学化为出发点,通过对临床13项护理质量评价指标的持续收集与分析,将护理工作的优劣锁定在影响患者健康的结局上,驱动临床护理质控以监测问题为导向的持续改进,关注护士的执业环境。

随着单病种、临床路径以及延续性护理服务广泛应用于专科领域,护理专家们进行了护理敏感性指标在专科护理中的探索性研究。我国针对专科技术护理质量评价指标体系的建设还处于探索的初级阶段,而ECMO作为一项挽救患者生命的高级体外循环支持技术,缺乏相关专科技术护理质量的评价标准和监控体系。创建具有临床指导价值的ECMO护理质量评价指标,可以为护理质量管理和持续改进提供量化工具。

一、国内外ECMO护理质量评价指标研究的现状

盖玉彪等构建的ECMO护理敏感性指标中包括4个结构指标、7个过程指标和8个结果指标。结构指标包括备用状态下电池待机时长的达标率、上机用物的完备率、ECMO团队每季度培训和考核的合格率;过程指标包括术前皮肤准备的合格率、皮肤保护准备的规范率、ECMO管理预充质量的达标率、镇静目标的达标率、管路穿刺配合的满意度、抗凝的达标率、管路维护的合格率;结果指标包括非计划的拔管率、压力性损伤的发生率、深静脉血栓的发生率、导管相关性血流感染的发生率、谵妄的发生率、下肢坏死的发生率、非计划的下机率、ECMO护理管理医生的满意度。以上指标虽然能反映ECMO专科的护理质量,但不全面,缺少ECMO仪器运行监测及ECMO转运的相关质量评价,并且此研究尚未进行临床应用,研究有待进一步指标体系的推广和优化。

复旦大学附属中山医院采用专家函询和专家会议的方法发布了《成人体外膜肺氧合患者院内转运护理专家共识》。其从转运风险评估、转运计划、转运准备、转运监护、转运交接、转运管理这几个方面对ECMO院内转运提供了建议。此专家共识内容全面,转运建议详细,对实际应用有较强的指导意义。但由于近些年ECMO技术的蓬勃发展,ECMO院际转运增长迅速,亟须制定院际相关护理质量评价指标,指导转运中的护理工作,以确保患者安全。卢雅静基于三维质量管理理论自行设计了ICU环境下ECMO上机和床旁管理等环节的护理质量评价指标与ECMO护理管理模型,构建的ECMO护理质量评价指标体系尚未进行临床应用的研究,有待进一步的指标体系的推广和优化。另外,其指标体系,不涉及ECMO转运护理质量的评价。

 二、ECMO护理管理的现状

目前,ECMO患者的护理管理尚无标准化流程,虽然目前的许多学者探讨了ECMO患者的标准化程序,包括上机插管、日常基础护理等,但尚未构建基于循证的临床护理路径,应该包括建立风险评估机制、并发症的监测及预防、制定应急预案以及出院随访与持续质量改进等内容,实现全过程的患者管理。此外,由于专科核心人才缺乏,就需要建立ECMO技术培训体系,形成以岗位胜任力为目标的培训机制,为临床提供专科化人才。

三、美国NDNQI对我国ECMO护理质量指标体系改进方向的启示

近年来,国内关于指标体系研发的文献很多,特别是专科或专病护理质量指标体系。然而,指标的研发部门多为单个医疗机构或是部分医疗院校,指标获取也仅是通过同行业部分专家的问卷函询,很多的争议性问题不能得到有效解决,导致指标来源的可靠性相继降低;另外,由于缺乏官方支持和认可,指标体系的宣传途径较为局限。想实现指标体系的广泛认可和普遍应用,其创建者必须具有权威性,质量指标数据库平台应由国家卫生部门或全国性护理协会主导研发。

随着护理服务模式的不断变革,指标的内容也在不断更新。国内学者的研究多停留在指标体系的构建阶段,缺乏后期收集方案和数据反馈分析。以患者为中心是护理质量管理的宗旨。而改善护理敏感性指标应该是以循证护理为中心,以实践需求为导向。研究者需定期对每项指标进行重新测评,主要评价该指标是否仍然符合适宜标准及其内部一致性是否良好,验证平台数据库所呈现的指标收集和评价的有效性,完善指标数据收集方案和反馈分析。

ECMO 已成为难治性疾病的另一种重要的治疗手段。护士作为 ECMO 团队的重要成员,其护理质量直接影响 ECMO 的治疗效果,但目前尚未形成 ECMO 护理培训体系,没有完善的护理质量管理评价体系,所以有必要开展相关研究,加大 ECMO 专科护士的培养力度,构建 ECMO 护理质量评价指标体系,使 ECMO 的管理规范化。

第十四章　ECMO突发事件与应急预案

ECMO技术是一种典型的低利用率、高风险技术,其产生的并发症会对患者的存活率会产生不利的影响。近年来,ECMO使用的增长导致护理人员在ECMO支持患者治疗中的整合度和参与度增加。通常,对于接受ECMO治疗的患者的护理,不仅包括日常疾病护理,还包括在常规和紧急情况下使用ECMO设备,制定特有的预防处理并发症及监测ECMO设备的方案是ECMO患者管理计划的重要组成部分。在由多学科组建的ECMO团队中,护理成员应熟悉ECMO特有的并发症,参与制定预防和管理此类并发症的应急方案;尽可能避免其发生,加强对ECMO突发事件的预防和应对,确保ECMO支持患者护理的安全性和有效性。

第一节　机械设备故障的应急处理

一、发生"SIG!"报警时的应急预案

1.发生"SIG!"报警时,机器流量监测不准确,但离心泵仍以当前的模式继续运行,主要是因为耦合剂不足,所以需要重新涂抹耦合剂来保证机器正常运转。

2.涂抹耦合剂时需要医护配合,将耦合剂涂抹在泵头出口的两侧及底侧,而且要涂厚,避免因耦合剂涂抹太少而导致机器消耗过快,进而发生报警频率过高的情况,对患者的病情及生命体征造成影响。

3.特别提示:处理报警时我们需将转速下调为1500r/min,这是因为此速度是患者和输送管液压均得到控制的最小速度,夹闭导管是预防患者的血液逆流;同时将转速调为0,避免溶血,快速取出泵头,涂抹耦合剂后放回离心泵中,同时上调转速为1500r/min,松开钳子,以防电磁去耦(一旦去耦,就会伴有"嗡嗡"的噪声)。

更换耦合剂的流程见图14-1-1。

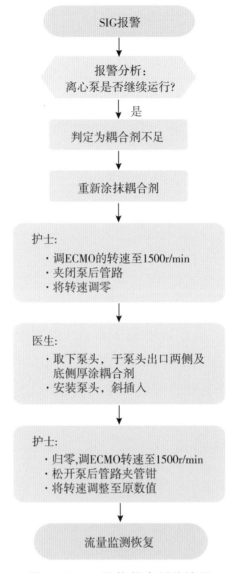

图 14-1-1　更换耦合剂的流程

二、断电的应急预案

(一)断电的主要原因

断电的主要原因有:

· 主电路断路器为 OFF;

· 电源插头松动;

· 电源线与主机接头处有松动;

· 主机误触发关机;

· 主机发生故障。

（二）断电后的应急处理

1.若断电因电源松动或接头松动等原因所导致的,此时的机器会启动内部电池来保持继续工作的状态,我们只需紧急处理电源松动,即可恢复正常。

2.若因机器故障或误触发关机等情况,此时的机器会停止运转,我们需立即启动手摇泵来保证运转。遵医嘱将手摇泵调至需要的转速,同时注意观察患者的生命体征,其余人员立即对机器进行检查,排除故障或重新启动。

3.在处理断电时手摇泵是非常重要的用物,所以我们在前期预充ECMO管路时,一定要将手摇泵的位置调整好,以备使用时能快速应用,为抢救患者争取时间。

（三）断电后的应急处理（图14-1-2）

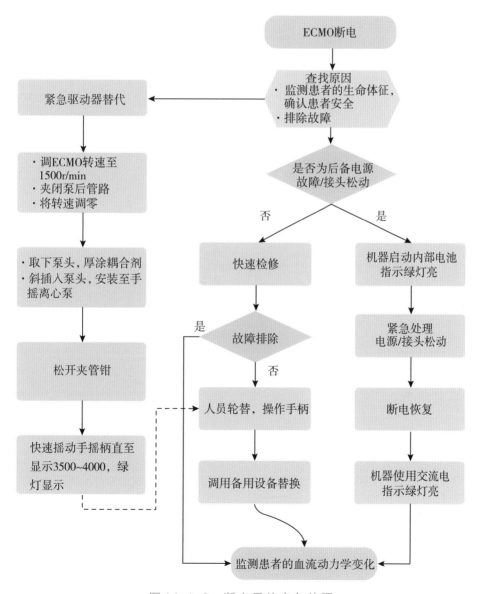

图 14-1-2　断电后的应急处理

三、血流量异常报警

(一)低流量报警的原因

低流量报警的原因如下。

·引流管阻力（扭曲、打折）；

·血容量不足；

·管路位置；

·膜肺等。

(二)低流量报警的处理

·首先检查管路有无扭曲、打折。

·排除上述原因，若ECMO持续报警，应立即下调转速以保证ECMO的正常运转，同时调整患者的体位，观察能否改善。

·患者若有血容量不足，应遵医嘱补液。

·根据胸片，调整管路的位置。

·如患者的膜肺中的血栓过多，同时查膜肺后血氧分压小于200mmHg，说明膜肺的性能欠佳，可考虑更换。

(三)低流量报警流程（图14-1-3）

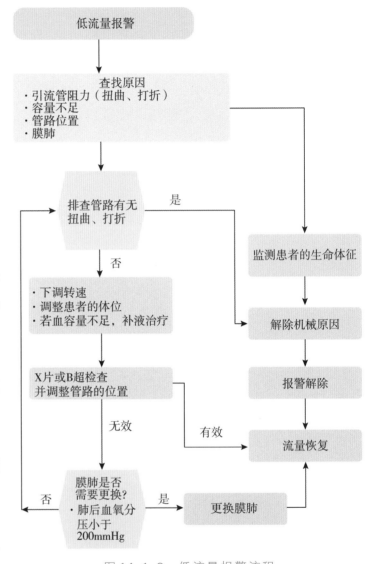

图 14-1-3　低流量报警流程

四、管道内进气（空气栓塞）

(一)气体来源

气体来源有以下几种。

·ECMO静脉端处于负压状态；

·错误操作；

·管路接口处密闭不严；

·管路意外滑脱。

(二)静脉系统空气栓塞

ECMO静脉端为负压,静脉端管路的密封性受损导致空气进入ECMO管路。ECMO转流过程中静脉引流不畅或引流管打折,使得静脉端的负压升高,从而导致气体从血液中析出,形成微小气栓。静脉端空气栓塞可在不同的程度上影响静脉回流;而大量的气体产生时,有可能通过驱动泵进入动脉端,危及生命。

(三)动脉端空气栓塞

ECMO系统作为密闭系统,当大量的空气进入静脉系统而未能进行及时处理时,可导致空气进入氧合器及动脉管路。在ECMO期间,血液过度氧合,动脉血氧分压过高,氧气从血液中析出而形成微小气栓。而危害最大的空气栓塞是由于中空纤维破裂,血液进入气源一侧,形成的血块阻塞了排气口,使氧合室的气相压力超过血相压力,大量的气体可经破损的中空纤维膜进入血相,并可迅速出现在动脉端的管路中,极易造成患者的循环系统有严重的空气栓塞。由于抗渗漏膜肺生产工艺的改善,膜渗漏的发生率极低。

(四)处理方法

1.严格进行每小时的检查管路,一旦发生ECMO进气,需立即作出适当的反应。启动应急流程来进行排气处理。

2.避免静脉端过度处于负压状态,注意观察静脉血囊或静脉引流的负压状态。禁止在ECMO静脉通路上使用额外的管钳,避免静脉端过度的负压状态。

3.控制动脉血氧分压水平,通过控制氧合器的供气量及供氧浓度,在连续静脉血氧饱和度或连续动脉血气监测及动脉血气分析的协助下,避免过度供氧,保持PaO_2在600mmHg以下的水平。

4.有大量的气栓时需要暂停ECMO辅助,排气或重新预充和替换、整改管道。

5.管道中少量的气体,可通过依次抬高环路,排出整个管路,或少量进入引血管内的空气可随血液回流被氧合器捕捉。

6.监测氧合器的前后压力,特别是在氧合器排气口出现血浆渗漏现象时,可在一定的程度上提示氧合器是否有血液从血相进入气相。

7.避免空气进入体内和减轻空气栓塞损伤。如发现气体进入ECMO动脉系统,应立即停泵和钳夹回血与引血管路,以避免空气进入体内;开放动静脉旁路,预充液体排空ECMO系统内的气体。

8.将呼吸机的设置恢复至ECMO前的通气参数,调整血管活性药物的用量,尽可能维持患者循环及呼吸的相对稳定。

9.如空气进入患者的体内,一旦患者停止ECMO,应该尽可能将患者转为头低体位,防止气体进入脑循环,并考虑尽快进行高压氧治疗。

(五)管道进气的处理流程(图14-1-4)

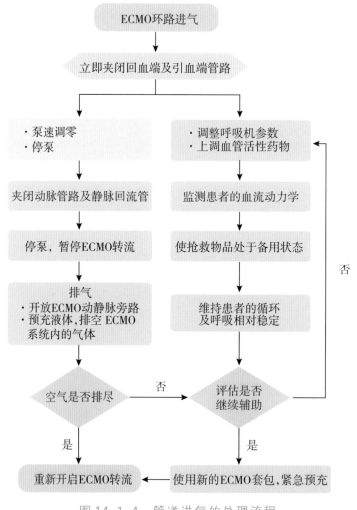

图 14-1-4　管道进气的处理流程

五、管路滑脱

(一)滑脱类型

管路滑脱分为两种情况:引血端管路滑脱和回血端管路滑脱。

1.引血端管路滑脱

发生引血端管路滑脱时,首先夹闭回血端管路,再调节ECMO机器的转速为0,防止更多的气体进入患者的体内。

2.回血端管路滑脱

发生回血端管路滑脱时,应先夹闭引血端管路,再调节ECMO机器的转速为0,防止患者丢失更多的血液。因此,我们在处理管路滑脱时一定要先夹闭管路,再调转速。

(二)滑脱的紧急处理

·夹闭管道,同时停止ECMO机器的运转。

·在穿刺处按压止血。

·及时调整患者呼吸机的参数,监测其生命体征变化,遵医嘱做好抢救工作。

·医生根据患者的病情需要重新留插管道。

·恢复辅助后,及时补充血容量,维持ECMO辅助的正常运转和患者循环与呼吸功能的稳定。

(三)管路滑脱的处理流程

1.ECMO回血灌注管脱出的应急流程(图14-1-5)

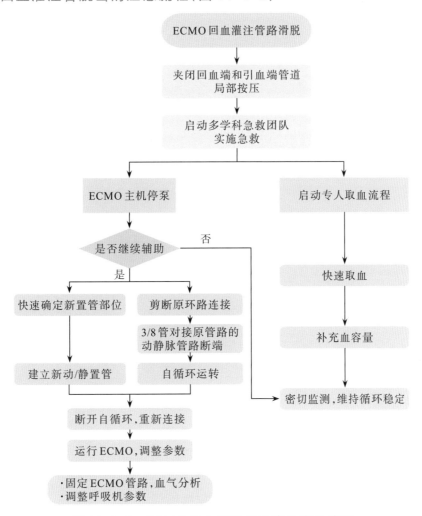

图14-1-5 ECMO回血灌注管脱出的应急流程

2.ECMO静脉引血管脱出的应急流程(图14-1-6)

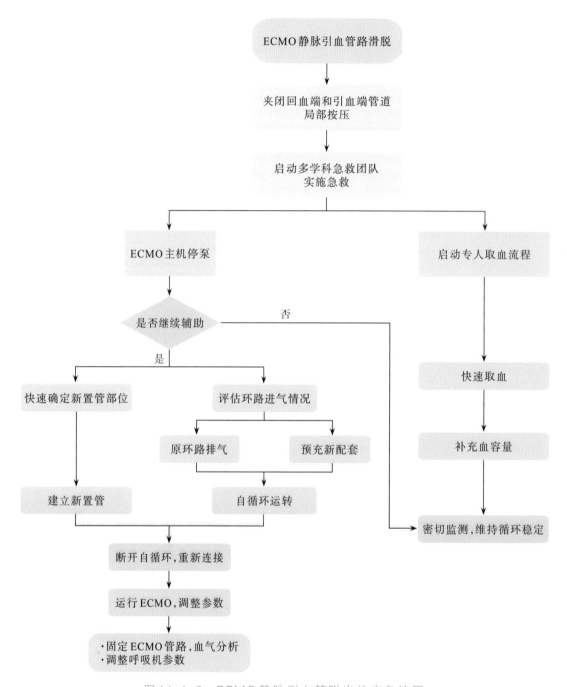

图 14-1-6　ECMO 静脉引血管脱出的应急流程

六、氧合器异常

氧合器异常是ECMO过程中常见的机械性并发症之一,主要表现为血浆渗漏、气体交换功能下降、血栓形成等。在长时间ECMO辅助的过程中,氧合器异常是ECMO系统无法避免的并发症,发生后需立即更换,避免发生气/血渗漏。

（一）原　因

1.氧合器超出安全工作时限

因人工材料的原因，各种氧合器均存在一定的安全工作时限，包括气体交换性能和氧合器结构完整性的保持。

2.气体交换膜受损

膜结构的异常，可能引起血液成分从血相渗入，从而导致血浆或血液渗漏，同时导致气体交换功能障碍；另外，漏入氧合器气相的血液成分可能引起气体排出受阻和气相压力上升，后者发展到一定的程度（气相压力超过血相压力）时可使气体进入血相，导致空气进入ECMO动脉系统，进而发生空气栓塞的严重后果。

3.密封性破坏

氧合器在使用过程中由于一些额外的因素，如高流量辅助、使用脂肪乳剂、抗凝不良等可出现氧合器的密封性被破坏。

（二）预防及处理

1.尽可能选用安全工作时间长的氧合器。需要长时间ECMO支持的患者，可以选择防渗漏膜肺。

2.评估氧合器的功能，其受损后应立即更换，防止发生气/血渗漏。

3.以下以更换ECMO套装为例，阐述氧合器故障更换的流程。

（1）更换氧合器前的准备

·人员准备：更换管路操作医生2名、辅助人员护士2名。

·物品准备：备血、抢救车、胶体液、无菌纱布、无菌剪刀、ECMO无菌夹管钳、消毒物品、体外循环套包、无菌的3/8连接管。

·患者准备：增加吸入氧气浓度及通气量，增加患者的氧供，据病情允许，将机械通气支持的力度调至最大。如需要遵医嘱，给予镇静和肌松治疗，评估患者的血红蛋白，按医嘱给予输血治疗。

·建立新预冲：对体外循环套包预充操作完毕，管路处于备用状态。

（2）更换步骤

·确定原管路上引血端、回血端2处的截断位置。护理人员协助操作医生握住剪断点两侧15~20cm的位置，将管路抬离床面15cm。以截断点为中心，两侧消毒各20cm，应注意管路体表面积需全面消毒到位。消毒完毕后，铺双层无菌治疗巾，将消毒好的管路置于无菌治疗巾上，再以一层无菌治疗巾覆盖备用。

·护理辅助人员将预充好的ECMO新套包的无菌管路部分传递至无菌台面，以2把

ECMO 管道钳分别夹闭距离患者较远端的引流和回血管路。医生操作者取出管路,确定需要预留的管道长度,剪掉剩余的管路,将断端打水,彻底排气。

·医生操作者用 4 把 ECMO 无菌夹管钳分别夹闭原动静脉管路选定剪断点的两侧,彻底阻断血流。护理辅助人员接到指令,将 ECMO 转速调零,夹闭管路。

·2 名医生操作者剪断原动静脉管路预设截断点;将准备好的新管路和原血管内插管管路相连,通过注射肝素生理盐水来排空管路中的气体,确认管路无气泡,开放新管路中的所有的管道钳。运行 ECMO,调整参数。

·再次固定 ECMO,遵医嘱调整呼吸机的参数,评估 ECMO 功能,复查患者的血气分析,评估血红蛋白的变化,适时予以输血治疗。

(三)氧合器异常的处理流程

1. 氧合器异常的处理流程一(图 14-1-7)

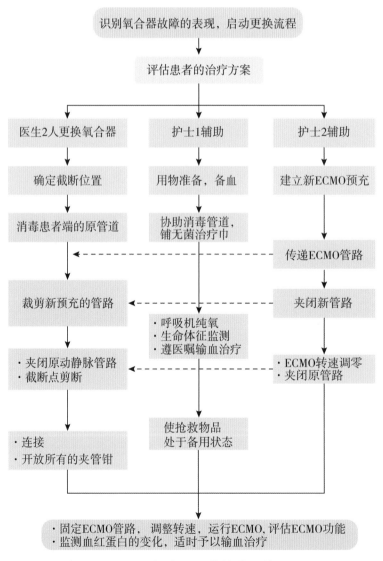

图 14-1-7　氧合器异常的处理流程一

2.氧合器异常的处理流程二(图14-1-8)

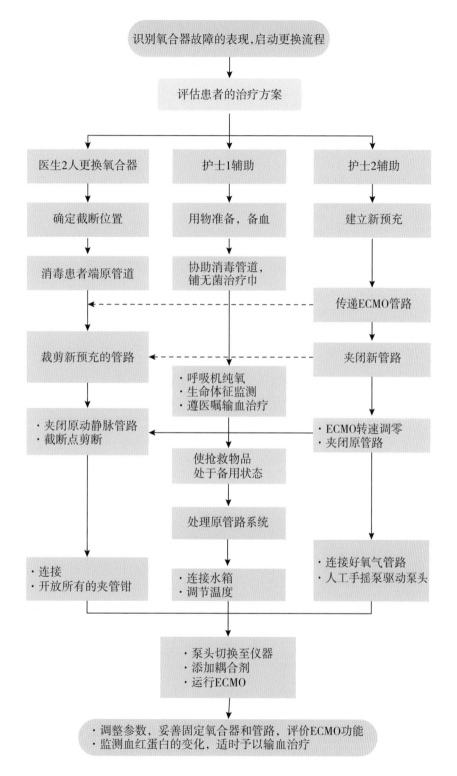

图 14-1-8　氧合器异常的处理流程二

注：某些机构只有单台ECMO设备，再更换膜肺时需要先使用手摇泵运行后再切换至机器运行。

第二节　ECMO患者相关并发症的应急流程

ECMO护理的专科性强,患者和仪器床旁的管理难度大,并发症多。如何保证ECMO护理的质量和安全成为ECMO管理的重要核心要素,使用标准的护理实践和精准的评估可以将并发症的风险降至最低。本节将从ECMO治疗过程中患者机体常见的相关并发症——出血、溶血、神经系统并发症、心脏压塞、下肢缺血并发症和ECMO相关性低体温来讲述,以期帮助临床护士提高对ECMO患者病情的洞察力,实施预见性护理,降低并发症的发生率。

一、出　血

出血不仅是ECMO过程中最常见的并发症之一,也是对ECMO患者最具威胁和最难处理的并发症之一。临床可直接表现为血液通过切口渗出至体表或流至体腔,还可间接表现为血红蛋白浓度进行性降低、静脉引流量下降、中心静脉压降低、脉压降低和心率增快等。出血最常发生的部位为插管位置;如果患者处于外科手术后,出血也可以出现在手术野。此外,由于全身性凝血功能障碍,以及患者对ECMO和外科手术及体外循环的应激反应,出血还可以发生在颅内、胃肠道、尿道、气管等部位。

(一)原　因

1.凝血机制紊乱。

2.外科性出血。

3.其他原因:在ECMO期间,患者出现严重的应激反应,可表现为胃肠出血。

(二)出血的预防及处理

目前对于出血并发症仍缺乏确切有效的预防措施,在临床应用时注意以下原则,可减少此类并发症的发生。

1.适度抗凝ECMO期间抗凝不足,ECMO系统有血栓形成的风险;而抗凝过度又常引起致命的出血并发症,维持合适的抗凝状态是非常重要的。如抗凝不足时,追加肝素应先从小剂量开始,直至达到ACT的要求。

2.定时监测ACT。ACT监测仪的稳定性和患者对抗凝的个体差异常使不同患者的ACT的安全范围变化较大。临床实际工作中应密切观察,定时监测和控制ACT。

3.将止血药物应用于ECMO期间,适当使用前列环素类或抑肽酶等药物,以减少术后出血,防止血栓形成。

4.在ECMO期间监测并补充血小板,血小板的消耗较为严重,血小板一般应维持在 $50×10^9/L$ 以上,低于该水平时应及时补充。

(三)活动性出血的预防和处理

1.避免不必要的有创操作

启动ECMO后,除非必要,应维持原有的静脉通路,尽量避免新的静脉通路、皮下注射和肌内注射。在护理操作时要非常注意保护黏膜,避免损伤出血,如吸痰、放置鼻胃管和口腔护理。

2.加强外科止血

避免插管并发症。对手术创面进行细致的止血,转流过程中如插管处有明显的出血,则需要重新暴露,通过电灼、结扎血管、局部使用纤维蛋白胶等措施,控制外科出血。

3.平衡凝血机制

监测ACT或凝血和血小板功能、血小板计数、血浆纤维蛋白原含量等,评估机体的凝血状况。转流中血小板计数低于 $50×10^9/L$ 或血浆纤维蛋白原低于 $1.0g/L$ 时,应进行相应的补充。调整肝素的维持用量,使ACT在适中的范围里,如循环支持,ACT为 $150\sim180s$。对有明显出血或可能发生出血并发症的高危患者,纤维蛋白原浓度应维持在 $1.5g/L$ 以上,ACT可控制在 $140\sim160s$。

对肝素诱导性血小板减少症患者,可选用其替代药物进行抗凝治疗,如阿加曲班和重组水蛭素等。运用涂层的ECMO系统,可减轻ECMO过程中对肝素的依赖及对凝血机制的影响。静脉输注抗纤溶药物,如氨基己酸,减轻ECMO过程中纤溶出血相关并发症的发生。氨基己酸的使用方法为在ECMO插管前,按 $100mg/kg$ 静脉输注;此后,在ECMO过程中按 $30mg/(kg\cdot h)$ 静脉输注。

4.出血的处理流程(图14-2-1)

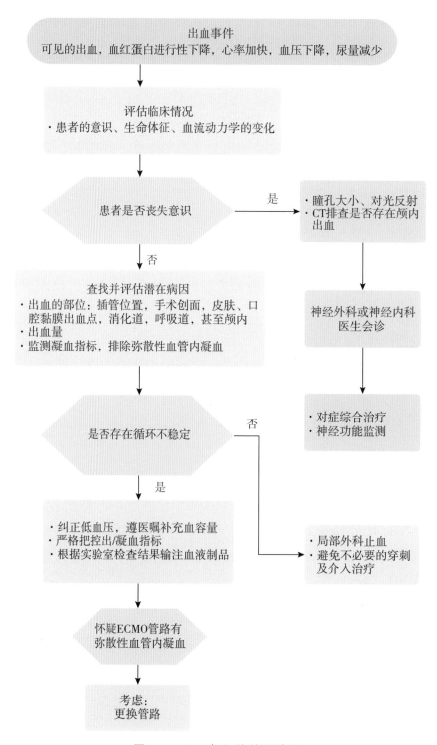

图 14-2-1　出血的处理流程

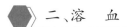 二、溶　血

溶血是指应用ECMO期间,排除出血、血液稀释等原因导致的血色素的下降幅度>2g/dL,

且血浆游离血红蛋白>5mg/dL,其临床主要表现为血红蛋白浓度下降、血浆游离血红蛋白浓度上升(>100mg/dL)及血红蛋白尿等。溶血是ECMO过程中常见的且严重的并发症,可引起多种不良事件,影响患者的生存和生活质量,报道的发病率在5%~18%。ECMO的溶血程度通常随辅助流量的增加、辅助时间的延长及红细胞比容的增加而加重。

(一)原　因

1.剪切力

红细胞在受到高强度剪切力作用时可立即发生碎裂,导致溶血的发生。在ECMO期间,低强度、周期性作用的剪切力也可以导致渐进性溶血的发生。

2.ECMO系统非生物材料表面对血液的损伤

溶血是ECMO膜和/或管道相关的并发症。管道和/或膜中的血栓通过激活补体、白细胞计数、血小板或凝血因子促进凝血障碍,凝血因子可使红细胞黏附在纤维蛋白上并发生溶解。膜或管道更换后的血浆游离血红蛋白水平下降证实了这些理论。ECMO系统的非生物材料表面可通过血液中的变性蛋白、补体等物质的作用,改变红细胞膜的通透性,红细胞可出现肿胀、僵硬和变形能力下降,在其他外力的作用下容易导致红细胞破损和寿命缩短。

3.离心泵头血栓的影响

离心泵长时间使用可在其轴心处产生血栓,造成离心泵转动不平稳或血栓在泵内转动,对红细胞产生直接的机械性损伤。

4.静脉血引流不良,负压过大

ECMO过程中静脉引流负压过大,循环管路打折不畅可导致静脉引流负压的明显增加,引起红细胞破坏。

(二)预防和处理

1.控制辅助流量和血细胞比容

在ECMO期间,应根据需要避免不必要的高流量辅助和维持适当的血细胞比容(0.30~0.35),尽可能减少红细胞被破坏。

2.控制静脉引流负压

在ECMO期间,控制静脉引流负压不超过300mmHg。在静脉引流量不足时,主要通过维持有效循环血量以保持静脉引流通畅,避免为保证足够的灌注血流量而导致静脉引流处于过度负压的状态。

3.碱化尿液及维持尿量

出现血红蛋白尿时,使用碱性药物碱化尿液,并尽可能维持尿量>3mL/(kg·h),以降低游离血红蛋白的肾毒性。

4.更换ECMO装置

术中密切监测血浆游离血红蛋白的浓度。对ECMO期间无其他原因导致的严重溶血,特别是同时发现在ECMO装置内有血栓形成时,需积极更换局部或整套的ECMO装置。

5.缩短ECMO时间

通过提高心肺辅助效率和及时分析患者的心肺功能的恢复情况,尽可能缩短ECMO的辅助时间。

(三)溶血的应急处理(图14-2-2)

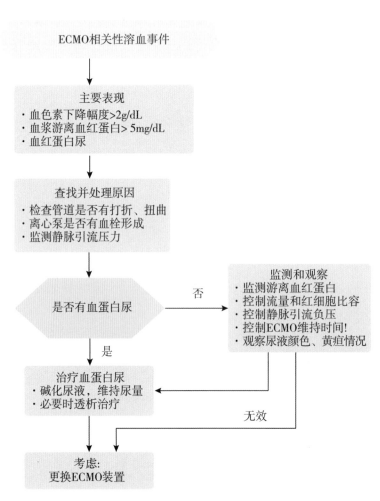

图14-2-2 溶血的应急处理

⬡ 三、神经系统并发症

中枢神经系统损伤是导致ECMO失败的重要原因之一,尤其是对于婴幼儿患者,主要包括缺血性卒中、脑出血、癫痫、全脑缺血-缺血缺氧性脑病、脑死亡等。与 V-V ECMO 相比，V-A ECMO 由于其直接的动脉灌注及颈部血管插管，更容易出现脑组织出血、供血不足或脑梗死。目前，对于 ECMO 导致急性脑损伤的确切患病率尚不清楚，脑损伤的监测通常被延迟，神经系统并发症被低估，这提醒医务人员在今后的临床实践过程中以及研究中，对实施 ECMO 的患者应进行标准化神经系统功能监测及评估，进而早期识别并尽早干预。

(一)原　因

1.栓子栓塞

在 ECMO 期间，来自 ECMO 系统人工装置的各种栓子(包括空气、血凝块或异物等)可经动脉插管进入患者的体循环动脉系统，造成包括脑组织在内的血管栓塞，脑血管的栓塞可引起局部出血。由于在 ECMO 期间血液受一定程度的肝素化抗凝及患者的凝血系统功能异常，脑组织的局部出血容易发展为广泛性出血和造成严重的脑组织损伤。

2.全身性缺血或缺氧

脑对供血或供氧有较其他的脏器更高的要求。需要 ECMO 支持的患者因其自身呼吸或(和)循环功能的严重障碍，术前存在明显的全身性缺血或缺氧和代谢性酸中毒。尽管在启动 ECMO 后很大程度上改善了循环和组织的供氧状态，但 ECMO 过程中非生理性循环、血管插管位置不当、血液稀释及可能出现的氧合器气体交换不良等因素，可能导致脑组织损伤的加重，或出现新的缺血或缺氧性脑损伤。此外，缺血或缺氧的脑组织在恢复动脉供血时，可能出现缺血-再灌注或缺氧-再氧合损伤。

3.凝血功能异常

凝血功能异常是脑出血及脑梗死的重要原因之一。由于血液与大量的人工材料表面接触和有抗凝治疗，在 ECMO 期间，患者的凝血系统功能将发生不稳定的变化。ACT、血小板计数和血浆纤维蛋白原浓度等的结果出现异常改变，是发生脑部并发症的早期预兆。此外，过度的血液稀释不仅对凝血功能产生负面影响，而且可促进脑组织水肿的发生。

(二)预防和处理

1.安全的血管插管

选择合适直径的血管插管，并使用安全插管的相关技术。启动 ECMO 后，使用超声或 X 线检查确认插管位置及评价局部血流状态。对可能出现脑组织灌注不良的患者，及时调整插管位置，或建立额外的灌注或引流通道。在拔除颈部血管插管时，尽可能修复血管。

2.维持循环、气体交换及内环境稳定

在 ECMO 期间，通过选择适当的辅助血流量、适时调整心血管活性药物的用量和有效的循环血容量，维持相对稳定的动脉血压，避免血压的过高、过低或短时间的明显波动。密

切监测患者的动静脉血氧饱和度与脑氧饱和度,及时纠正低氧血症和代谢性酸中毒,并通过提高供氧浓度及ECMO的辅助血流量,维持组织循环的有效灌注;密切关注氧合器的气体交换功能,确保有效的气体交换。此外,在ECMO期间保持正常的头位,以利于良好的颅内血供。为避免右颈内静脉血液淤滞,有学者建议经颈内静脉向脑端插管,充分引流颅内血液,从而减轻脑出血。对患者进行充分镇静可减少ECMO期间躁动和癫痫的发生,降低脑组织氧耗。此外,在容量补充时应注意胶体渗透压(colloid osmotic pressure,COP)的变化,尽可能将COP维持在接近生理值的状态。

3.稳定凝血功能策略

密切监测凝血系统功能,术中定期监测ACT、血小板功能、血小板计数和血浆纤维蛋白浓度。调整肝素的用量使ACT在安全及稳定的范围中,术中维持血小板计数不低于100×10^9/L,对其他凝血因子缺乏者应使用冷沉淀、纤维蛋白原等相应凝血因子进行及时补充。

4.无创性神经监测

在ECMO期间,早期神经学评估仍然很困难,因为大多数患者处于昏迷状态和/或在急性期接受镇静剂输注。床旁可重复的神经监测有望及早发现神经系统的损害,从而能够及时进行干预以防止继发性损伤,从而改善神经系统的结果。应用多种神经监测评估工具可对患者的中枢神经系统功能进行密切观察。通过脑电图、经颅超声多普勒、脑氧饱和度监测和临床表现评价等措施,对中枢神经系统功能进行及时评估。通过早期发现和对广泛伤害进行适当干预而影响预后。

撤除镇静剂后,患者每天接受ICU医生和护士的神经系统检查。其包括格拉斯哥昏迷指数量表评分,对口头指令或疼痛的反应,腱反射,脑干反射,足底反射,睁眼和瞳孔检查。严密监测瞳孔大小及其光反应性。

5.神经系统损伤的治疗

对出现中枢神经系统损伤的患者,需要针对损伤的类型及程度进行相应的治疗。其包括出血和凝血功能的调整、脑组织脱水的处理、超滤及使用利尿药物与插管引流等,并在条件许可的情况下尽快进行高压氧治疗。

6.终止ECMO

如在ECMO术前即表现出明显的脑损伤,应放弃使用ECMO的治疗方法。对于ECMO术中出现的中枢神经系统严重受损,如出现明显的脑出血或原有的出血范围明显扩大,或临床及物理学检查显示脑组织不可逆损伤及表现为脑死亡的患者,应放弃ECMO支持。对于新生儿的颅内出血,也应放弃或终止ECMO治疗。

（三）中枢神经系统损伤的处理流程（图14-2-3）

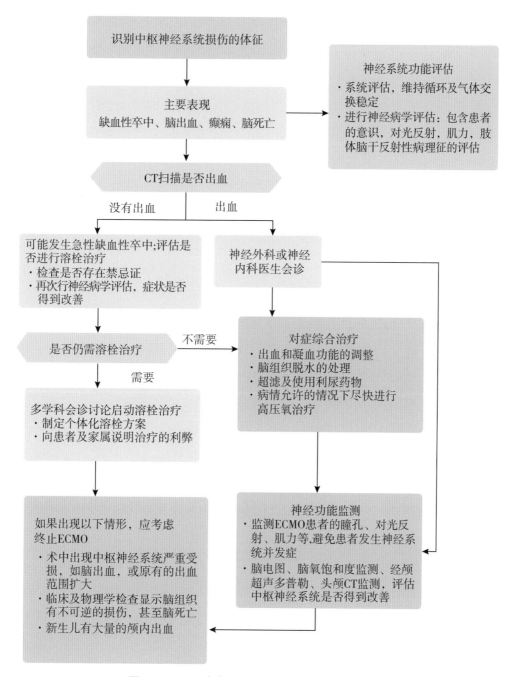

图 14-2-3　中枢神经系统损伤的处理流程

四、心脏压塞

心脏压塞,是由心包压力增加造成的所有心腔的压缩,是ECMO期间一个潜在的罕见的且危及生命的并发症。在ELSO登记的心脏ECMO中,出血性心脏压塞的历史发生率为1.8%(1985—2010年)。ECMO也可能影响心脏压塞的临床表现和治疗。事实上,据报道,在接受 V-A ECMO 的患者中,心脏压塞的典型的血流动力学结果不太可能出现,可能导致治疗延迟。

(一)原　因

胸腔内出血不仅导致血容量的损失,在胸腔和(或)心包腔引流不畅的条件下更可引起心脏压塞。对于心脏手术后的患者,ECMO 期间血压过度升高也可因出血增加心脏压塞的机会。心脏压塞将严重影响静脉回心血量和心排血量降低,主要表现为 ECMO 期间进行性加重的 Beck 三联症,即静脉压升高、动脉压下降、心脏跳动微弱及心音遥远。同时,还可表现为动脉血氧分压上升、脉压缩小和混合静脉血氧饱和度下降及 ECMO 流量不能维持。心脏压塞将严重影响循环血流动力学的稳定。

(二)预防及处理

1.合理控制 ECMO 的辅助流量

ECMO 的辅助流量常受限于循环血容量不足或回心血量的减少,转流过程中需要注意容量的补充和静脉回流受阻的调整。在 V-A ECMO 期间,患者有严重的心脏功能不全时,需要进一步提高灌注流量来满足组织灌注的需要,但是容易增加心脏的后负荷,影响左心室的射血。因此,辅助流量应在维持循环及气体交换稳定状态的前提下不宜过高,并根据循环及呼吸功能的改善情况,及时降低辅助流量。

2.控制正性肌力药物的使用

启动 ECMO 后,在循环功能稳定的前提下尽可能减少正性肌力药物的使用。特别是对以心脏辅助为主的患者,应通过适当控制灌注流量来维持较稳定的动脉血压,减少心脏做功,帮助心脏功能尽快恢复。

3.及时处理心脏压塞

一旦怀疑心脏压塞,均需要立即进行相应的处理,如在超声引导下置入心包腔引流管。必要时进行开胸探查。对胸腔内出血较多的患者,特别是心脏手术后难以彻底止血的患者,为方便再次胸内止血,特别是避免心脏压塞对循环系统的严重影响,可采取延时关胸的方法。

4.纠正电解质浓度异常

为保持心脏收缩功能稳定,在 ECMO 预充时需要维持相对正常的预充液的钙离子浓度;在 ECMO 期间也需要监测血浆钙离子浓度,及时纠正低钙血症,特别是在补充库血时需要同时补充一定剂量的钙剂。密切监测血浆钾离子浓度,并通过调整输液中的补钾浓度及通过利尿、透析、纠正酸中毒等相关措施来降低血浆中的钾离子水平,维持正常的血浆钾离子浓度。

5. 主动脉内球囊反搏及心室辅助

对有明显的左心功能不全的病例,可配合使用主动脉内球囊反搏,以减轻左心后负荷及改善心脏舒张期灌注,帮助左心功能恢复。对严重的心功能不全,特别是对可能需要超过2周辅助的患者,为减少辅助循环的并发症,条件允许时可将ECMO过渡到心室辅助。

(三)心脏压塞应急的处理流程(图14-2-4)

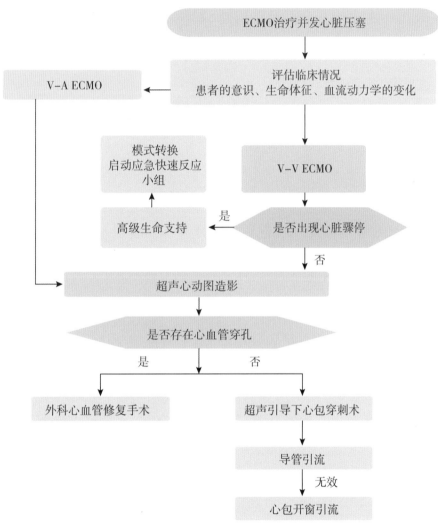

图 14-2-4　心脏压塞应急的处理流程

五、下肢缺血并发症

ECMO相关性下肢远端肢体缺血损伤指置入ECMO插管,导致下肢血流量不足或者血栓形成,造成插管血管远端肢体呈现低灌注及缺血缺氧性损害,出现皮肤温度低、颜色苍白,进而有花斑、发绀、发黑,甚至肢体坏死。研究显示,V-A ECMO相关性下肢缺血并发症的发生率为20%以上,且多为重度。

（一）肢体缺血的判断

在所有接受 V-A ECMO 治疗的患者中，多数患者是在气管插管与持续镇静、镇痛的状态下，无法自主活动，无法表达深浅的感觉，且多为非搏动性血流，在缺血的判断指标里纳入了 6P 征的"皮肤苍白和皮温下降"，与对侧肢体比较，如动脉插管侧肢体的皮温下降、外观苍白或出现花斑、末梢再充盈的时间延长、出现单侧肌肉僵硬等被视为导管相关性肢体缺血的诊断依据。同时，联合多普勒超声检查，如果肢体远端的灌注压力小于 50mmHg，即统计为缺血。

（二）肢体过度灌注的判断

肢体过度灌注主要是依靠临床表现来加以判断，比如肢体过度充血、肿胀、后期低氧，甚至出现骨筋膜室综合征。

（三）预防 ECMO 患者下肢缺血并发症的护理流程

1.积极监测下肢灌注的变化。严密评估体外膜肺插管远端的肢体，其包括远端脉搏、颜色、温度，检查是否出现发绀及花斑、坏疽等。对清醒且可沟通的患者进行肢感觉及活动能力的评估，评估是否存在 6P 征。

2.采用近红外光谱技术连续监测双侧下肢氧饱和度。

3.加强下肢护理：将下肢适当制动并抬高，增加血液回流，防止肢体末梢出现瘀血，同时做好下肢的保暖工作。

4.若监护过程中发现高度缺血的损伤表现，评估下肢足背动脉搏动消失，伴肢体末端冰凉及极度苍白，甚至足趾出现发黑症状，及时进行彩色多普勒超声检查，评估下肢血流的情况。

5.对于插管侧肢体有严重缺血者，必要时建立远端动脉灌注管。即在动脉插管侧动脉建立侧支循环来增加下肢灌注，并注意观察穿刺处是否存在持续渗血以及时处理，警惕插管侧动脉假性血管瘤的发生。

6.警惕血栓形成，首先应用听诊器仔细倾听泵有无出现异常的声音变化，取手电筒进行照射，对体外循环的每个管路予以细致观察，如有异常，及时上报并给予针对性的干预措施。按时检查是否存在血管鞘及连接管有无打折、受压等阻碍了远端灌注的血流，必要时每隔一定的时间使用生理盐水或肝素生理盐水冲管。

7.用药护理：协助医生于股浅动脉灌注管内泵入抗凝剂，遵医嘱予以扩管药物治疗，尽量减少缩血管药物的应用。

8.加强各项指标的监测：对心肺功能已严重受损的患者，责任护士应密切关注患者的肝功能的情况及尿量,每天监测肝功能和肾功能,一旦发生急性肾功能衰竭,须及时采取有效的措施,如连续肾脏替代治疗等。

9.若明确由下肢动脉血栓形成下肢缺血坏死,需及时做好ECMO下机及行动脉血栓取栓术的准备,明确筋膜腔室综合征,配合做好切开处理的术前准备。

10.美国专家共识建议:在插管过程中,应使用超声、X线摄影和/或透视来帮助观察血管、导线、套管,避免导管相关性并发症。建议:对ECMO插管肢体远端动脉进行强化评估是必要的,特别注意任何可能威胁肢体的缺血性损伤体征。

11.下肢缺血损伤应急的处理流程见图14-2-5。

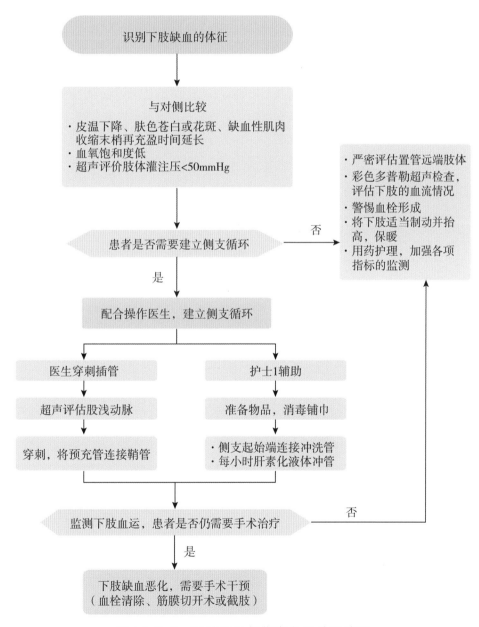

图14-2-5　下肢缺血损伤应急的处理流程

六、ECMO 相关性低体温

ECMO 相关性低体温指由 ECMO 体外循环引起中心体温低于 35℃的现象。患者在ECMO 期间,因为血液在管路中流动时与外界接触的表面积很大,很多热量在体外循环过程中丢失。温度太高,机体氧耗增加;温度太低,易发生凝血机制和血流动力学的紊乱,应积极主动地采取措施对其进行防治。对于 ECMO 患者体温的管理,一般保持患者的中心体温在 35~36℃。对于 ECPR 患者可采用适当的低温,维持中心温度 32~35℃,有利于保护大脑,减少神经系统并发症的发生。

(一)原　因

1.热交换器故障。目前的 ECMO 的热交换器一般内置于氧合器,由高分子材料制成。流过热交换器的水流与血液相向而行以尽可能保持最大的温度差,确保热量高效能地转移到血液中。

2.变温水箱使用不当。

(二)预防及处理

1.连续精准地监测患者的核心体温,注意保持体温在 36~37℃。按其测量部位的深浅,可将其分为:中心温度,如食管、鼻咽、鼓膜;肺动脉温度;膀胱及直肠温度;表浅温度,如皮肤。

2.做好变温水箱温度的监测及管理。检查变温水箱的设定温度(一般在 36.5~37.0℃),检查水位线,监测 ECMO 的温度及运转情况(患者的体温与水箱的设定温度是否一致),防止出现 ECMO 相关性低体温。

3.观察末梢循环和肢体温度,注意保暖。为防止 ECMO 期间体温下降,可在病床放置温毯,也可利用氧合器中的血液变温装置来保持体温。

4.当患者的中心体温发生变化时要警惕,并第一时间排查原因。确认热交换器及变温水箱是否正常运转,无法解决的话及时通知维修人员替代更换。

（三）ECMO相关性低体温的应急处理流程（图14-2-6）

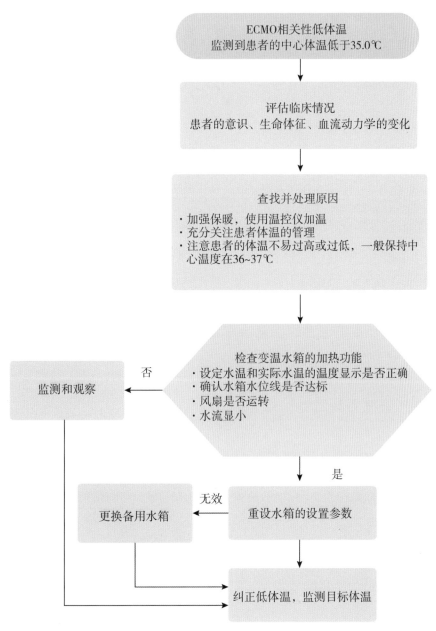

图14-2-6　ECMO相关性低体温的应急处理流程

第十五章　ECMO相关护理的操作流程

第一节　ECMO转运流程

ECMO患者的院内、院际的转运依赖团队的高效运作,全面评估是转运的第一步。确定患者转运的目的是有益于患者的优化治疗,转运前实施严密的准备、规范核查来降低风险;同时,该团队有足够的应急处置能力来保障转运的顺利实施。

 一、ECMO患者院内转运

ECMO患者院内转运流程见图15-1-1。

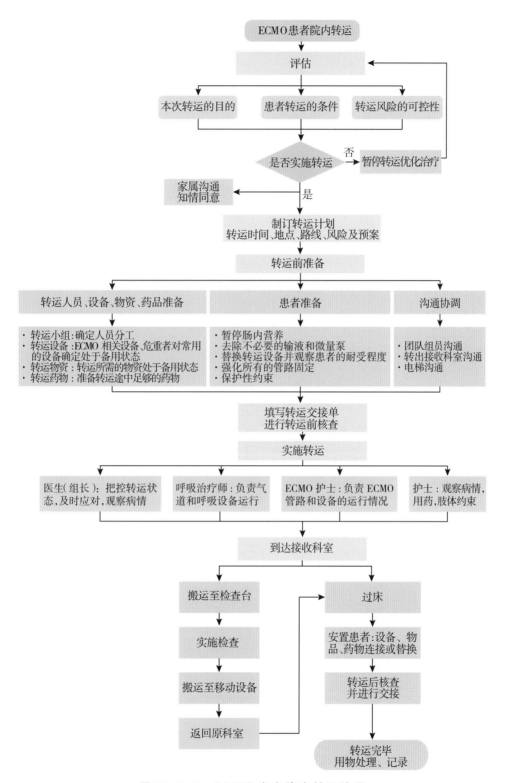

图 15-1-1 ECMO 患者院内转运流程

 二、ECMO院际转运

ECMO院际转运流程见图15-1-2。

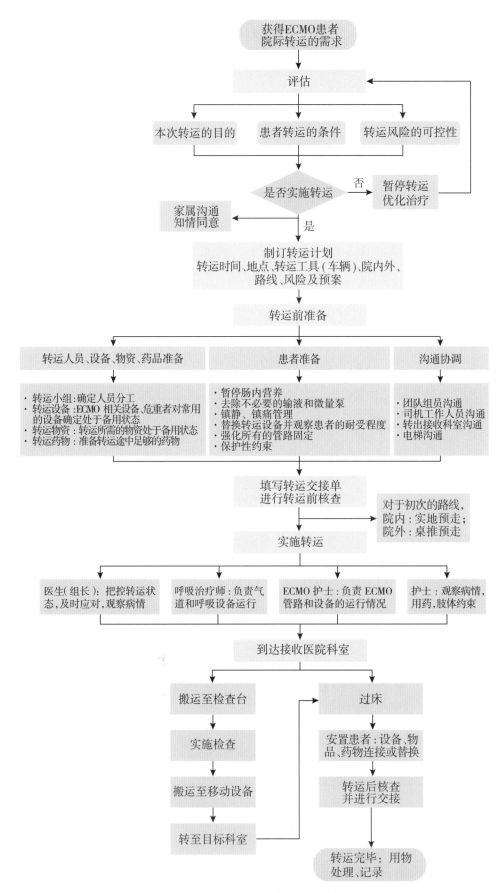

图 15-1-2　ECMO院际转运流程

第二节　ECMO环路预充流程

ECMO环路预充流程（图15-2-1）是对ECMO设备和环路进行安装预充的具体步骤。环路连接后实施预充，并保证无气泡残留以及环路的密闭性，尽可能快速地完成预充，使机器处于自循环的备用状态。

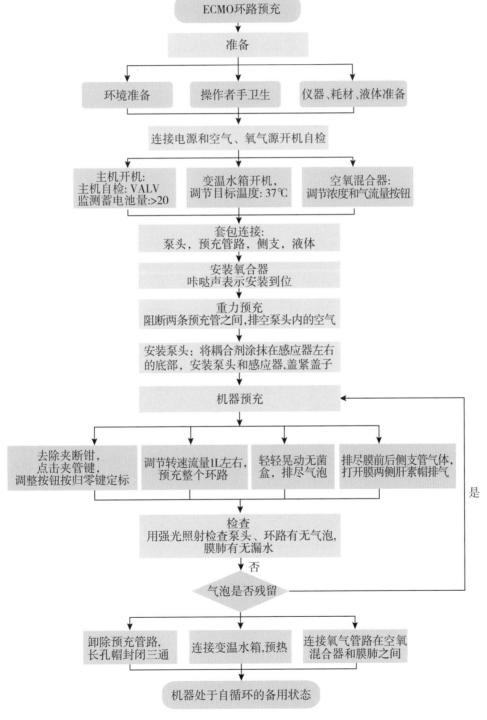

图 15-2-1　ECMO 环路预充流程

第三节 ECMO 插管上机流程

ECMO 插管上机流程(图 15-3-1)是对 ECMO 快速插管启动的具体步骤,团队、设备、物品的备用状态是快速启动的第一步,超声引导下的穿刺插管有助于提升插管成功率和降低并发症,医护团队互相配合,缩短插管时间,尽早给予患者提供有效灌注。

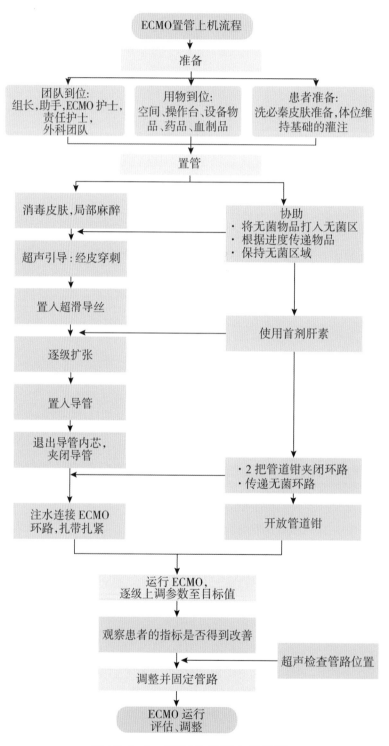

图 15-3-1 ECMO 插管上机流程

第四节 撤机评估流程

　　ECMO撤机评估流程(图15-4-1)是对患者撤离体外循环支持的具体步骤,全面的患者疾病评估、了解心肺功能的转归趋势是实施撤离的第一步,逐步降低体外循环支持的阶梯来判断患者自身的功能是第二步,撤离前需以无或极低支持下评估患者自身的脏器功能,保障患者撤离ECMO的安全性。

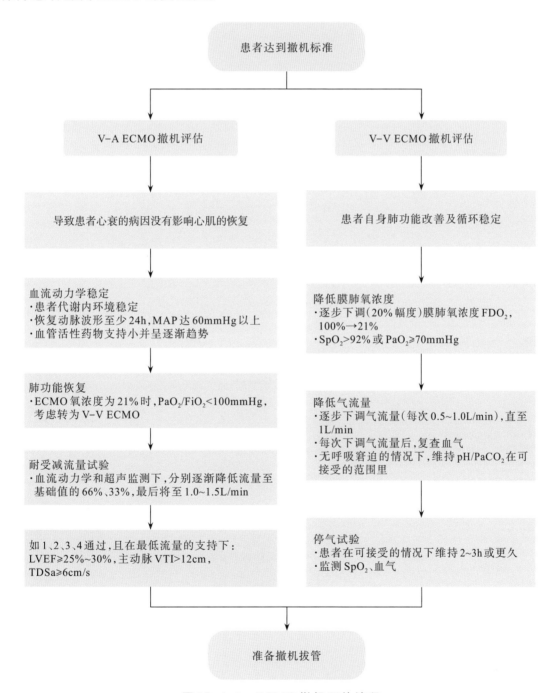

图 15-4-1 ECMO撤机评估流程

第五节　拔管流程

ECMO环路拔除(图15-5-1)是撤离ECMO支持的最后环节,停止抗凝是第一步。需要注意的是,在等待抗凝药物代谢的同时需上调流量以防止血栓形成。管路拔除的方式取决于插管方式和患者的具体情况,拔管后需要较长时间的按压止血,并评估是否需要外科的处理。

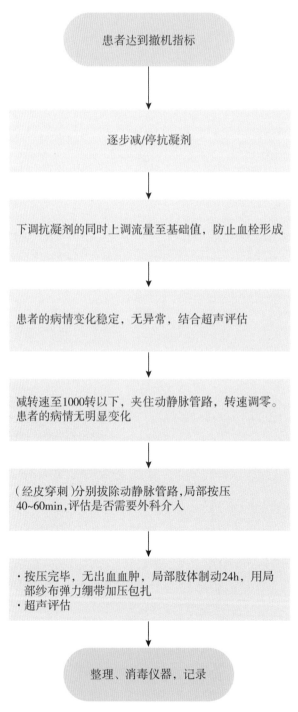

患者达到撤机指标

逐步减/停抗凝剂

下调抗凝剂的同时上调流量至基础值,防止血栓形成

患者的病情变化稳定,无异常,结合超声评估

减转速至1000转以下,夹住动静脉管路,转速调零。患者的病情无明显变化

(经皮穿刺)分别拔除动静脉管路,局部按压40~60min,评估是否需要外科介入

·按压完毕,无出血血肿,局部肢体制动24h,用局部纱布弹力绷带加压包扎
·超声评估

整理、消毒仪器,记录

图 15-5-1　ECMO 环路拔除

第六节　环路采样流程

ECMO环路血样采集(图15-6-1)是实施ECMO管理中的一个常见的操作,首先需选择采样部位,其次谨慎打开环路,注意无菌操作,并避免在负压段进行操作,防止进气的风险。

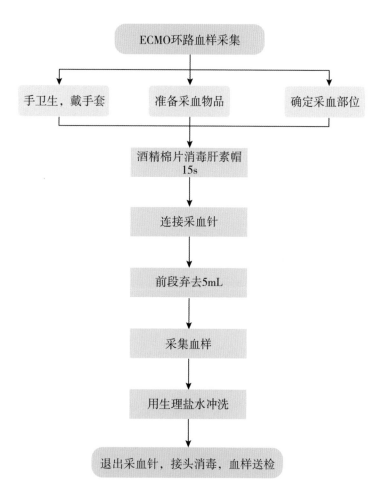

注:环路采血部位应根据采血评估目的来确定,避免在泵前负压段进行采血。

图 15-6-1　ECMO 环路血样采集

第七节　环路外接压力监测

在ECMO环路多个部位预留了接口,以进行外接压力监测,临床监测膜肺进出端的压力,提供氧合器的跨膜压和血流阻力,压力阶差增大提示膜肺血栓形成,影响氧合功能。

图15-7-1为ECMO环路外接压力监测。

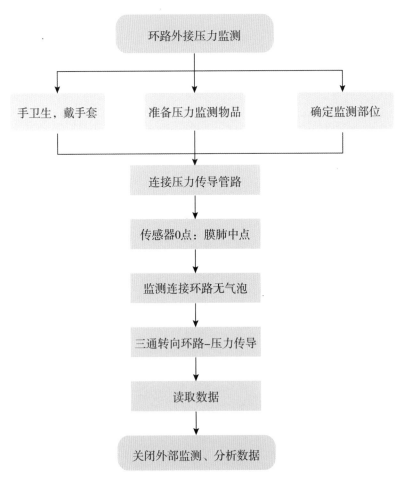

图 15-7-1　ECMO 环路外接压力监测

第八节　ACT 监测

ACT 监测(图 15-8-1)是一项全血测试,评估肝素或直接凝血酶抑制剂对接触激活/内源性凝血途径有抑制作用,采血步骤和环路血样采集的一致。采集血样后,在床边进行监测,即刻获得数据,需注意的是 ACT 与其他的凝血试验(包括抗 Xa/肝素水平和 APTT)的相关性经常不一致,医疗团队应结合其他的检验数据以及患者的整体情况作出抗凝调整。

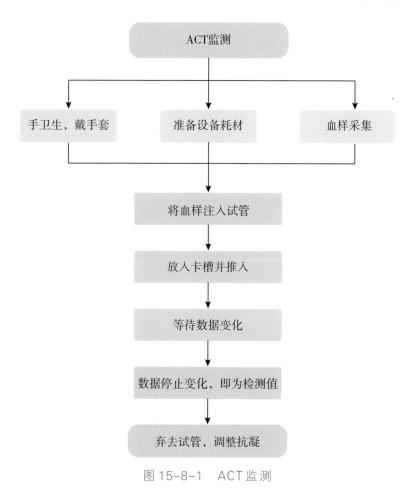

图 15-8-1　ACT 监测

第九节　CRRT系统和ECMO环路相连

ECMO环路连接CRRT(图15-9-1)治疗时,必须了解ECMO环路每一个节段的压力变化。通常将CRRT机器引流端接在氧合器后,将回输端接在氧合器前,注意压力的调节使ECMO机器和CRRT机器相适应,避免连接在ECMO环路的负压段,即从皮肤穿刺口到离心泵的引流管路,由于管路负压的存在,CRRT的操作过程中,空气进入ECMO循环的危险更高。

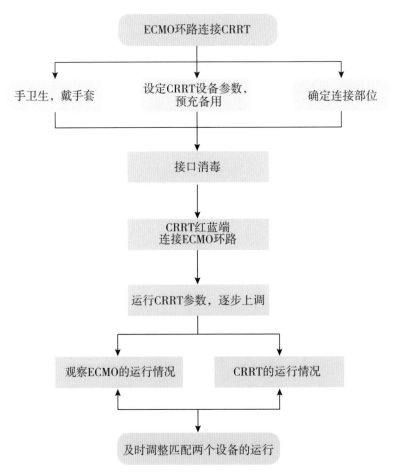

图 15-9-1　ECMO 环路连接 CRRT

第十节　ECMO患者翻身、过床活动流程

ECMO患者的翻身是一项基本操作。病情危重、机械高依赖、抗凝、众多管路有脱出的风险,使得这个基础的操作变得更具有挑战性和危险性。在进行此类操作时,应做好充分评估,团队共同实施,做好风险防范。

图15-10-1为ECMO患者翻身、过床活动流程。

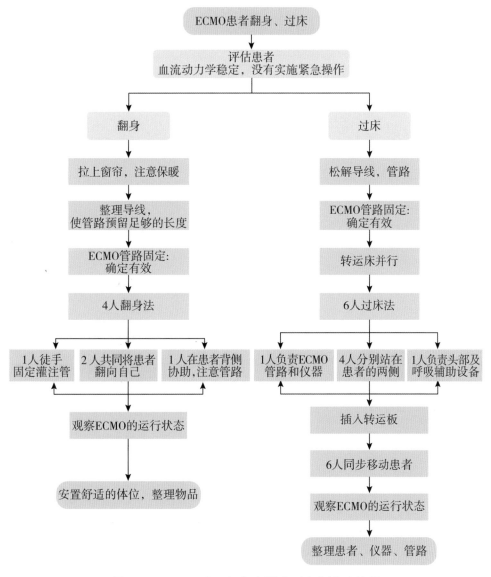

图 15-10-1　ECMO 患者翻身、过床活动流程

第十一节　ECMO 早期活动流程

　　ECMO 患者早期活动和康复的实施必须考虑到活动带来的风险性。实施活动的第一步是评估患者的状态是否具备患者活动的条件,第二步是根据患者的情况实施不同的活动方案。对于严重的 ECMO 患者,尤其是那些股动静脉插管患者,在早期实施活动时应该局限在逐渐增加上肢及膝关节以下的一些活动,脱离 ECMO 后再进行全身的康复活动,如下床行走等,在实施过程中需评估患者的耐受性,及时调整。

　　图 15-11-1 为 ECMO 早期活动流程。

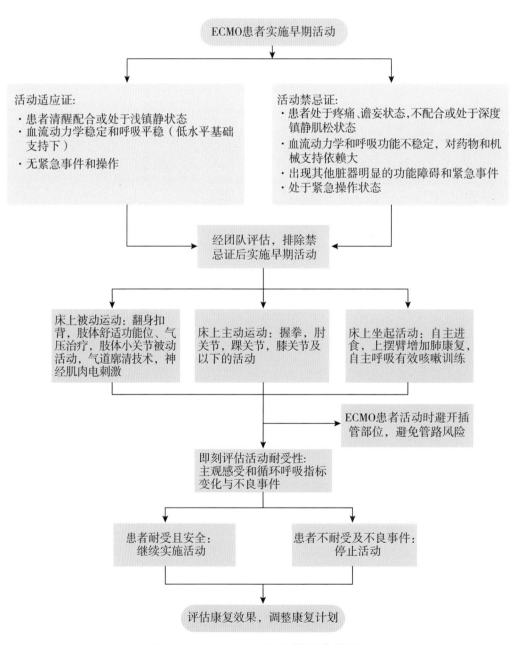

图 15-11-1　ECMO 早期活动流程

第十六章 ECMO查检单

第一节　ECMO上机评估单

医院情景:心脏重症监护室内,护士及医生正在诊治1名患者。该患者有室性心动过速,血压低,呼吸困难,考虑为暴发性心肌炎。患者的情况危急,考虑行ECMO辅助支持。

表16-1-1为ECMO上机评估单。

表 16-1-1　ECMO上机评估单

年龄

□<50岁　　□50~59岁　　□60~70岁　　□>70岁

体重

□<50kg　　□50~59kg　　□60~70kg　　□>70kg

急需解决的问题

□心率缓慢/停搏　　□持续室颤　　□血压无法维持　　□氧合无法维持

持续治疗方案

1.血管活性药物

□肾上腺素针　　□去甲肾上腺素针　　□多巴胺针　　□其他

2.其他的机械辅助

□呼吸机　　□CRRT　　□IABP

超声评估

□心脏收缩评估　　□血管状态评估　　□肺及胸腔

凝血功能

□凝血指标　　□抗凝药物　　□出血事件风险

代谢内环境

□氧代谢　　□酸碱电解质　　□乳酸　　□肝肾功能

感染评估

1.感染事件:□无　　□有

2.感染相关脏器

□呼吸　　□心血管　　□神经　　□胃肠　　□泌尿　　□皮肤　　□其他

3.感染指标

□血常规　　□C-反应蛋白　　□降钙素原

ECMO禁忌证:除心肺外的其他脏器有不可逆的损害

1.禁忌证

□神经功能不可逆损伤　　　　　　　　　　　□转移性肿瘤

□心肺功能不可逆且不实施长期的心脏辅助和移植　　□主动脉夹层

□严重的不可逆性多脏器损害

2.相对禁忌证

□凝血功能障碍或抗凝禁忌证(肝损伤)　　□血管条件不允许　　□高龄

□心脏术后依然合并不能矫治的先天和后天疾病者　　□心肺复苏时间超过30min者

获益/风险

□获益>风险　　□获益<风险

支持需求

□循环支持　　□呼吸支持　　□循环呼吸支持

沟　通

□与患者本人/家属沟通并获得必要的许可/签字

ECMO启动:

□是　　□否

内部团队签字

□是　　□否

第二节　ECMO插管上机核查单

医院情景：心脏重症监护室内，有1名考虑为暴发性心肌炎的患者。多学科团队决策行ECMO辅助治疗。

表16-2-1为ECMO插管上机核查单。

表16-2-1　ECMO插管上机核查单

□确认患者的信息		
姓名、性别、年龄、诊断、身高、体重		
□团队到位		
·分配团队组员的角色		
·外科团队待命		
·确保团队组员很好地协作完成转运		
□插管上机准备		
医嘱确认、仪器设备、监护单元、预充完成		
□ECMO模式确认		
V-V、V-A、V-AV、VV-A、其他		
□仪器设备耗材药物		
ECMO设备及耗材、床边血气设备、CRRT设备、ACT、抢救设备、药物		
□置　管		
1.插管部位		
确认引流/灌注部位：股动·静脉/颈内动·静脉/腋动·静脉/中心插管/其他		
2.插管型号		
确认引流/灌注管型号		
3.插管方法		
超声经皮塞丁格尔技术/切开插管/半切开插管		
4.插管过程		
·消毒皮肤	·血管穿刺	·导丝置入/肝素化
·阶梯扩张	·导管置入	·环路连接启动ECMO
□侧支建立		
侧支部位、鞘管型号		
□管路位置确认		
引流管/灌注管		
□管路固定		
缝线/透明贴膜/弹力胶布固定、防重力安置、压力性损伤预防		
□插管并发症管理		
出血、血管损伤夹层、下肢灌注不良、感染		

第三节 ECMO运行核查单

医院情景:心脏重症监护室内,主诊医生协同护士对1名ECMO辅助支持治疗的患者行床旁查体,进行全面的评估。

表16-3-1为ECMO运行核查单。

表16-3-1　ECMO运行核查单

□主机运行	
·转速、流量在设定的范围内并匹配	·满足患者灌注
·耦合剂充盈,感知正常	
□水箱运行	
·设置温度和实际温度匹配	·患者的体温达治疗目标
·水位正常,轮叶转动正常	·连接紧密,无漏水
□空氧混合器	
·气流量和氧浓度设置符合治疗需求	
□管路管理	
·无菌:穿刺处有无菌区域保障	
·在位:管路固定有效,头端在最佳的位置,无移位	
·紧密:各连接处紧密(扎带固定)、耐高压三通及帽旋紧并转向正常	
·通畅:管路无扭曲、打折,无血栓形成	
·V-V ECMO无明显再循环	
·在穿刺处及时处理渗血	
□侧支管理	
·足背动脉搏动的情况	·末梢循环:颜色、温度、湿度、肢体张力
·侧支冲洗通畅:无血栓,无分层	·超声下肢血流检测:径前动脉/腘动脉/足背动脉血流

□膜功能管理	□抗凝管理
·膜肺压力差,△P趋势	
·膜前膜后血气分析变化	·抗凝监测数据在目标范围内
·膜肺血栓情况	·出血事件评估
·溶血事件	·血栓事件评估
·膜前膜后血液颜色的差异明显	·有肝素诱导血小板减少的现象

□感染管理	□应急管理
	·备用电源及蓄电池容量符合备用状态
·遵循手卫生	·手摇泵可操作
·在环境、物体表面及外接管路去除定植菌	·6把管道钳在位
·给予患者氯己定擦浴2次/日	·备用气源在位
·减少环路打开操作	·环路负压段无打开操作
·尽早去除不必要的侵入性通路	·必要时有血液制品

□患者支持效果	
·循环灌注呼吸改善	·整体状态改善

第四节　ECMO预充核查单

医院情景:心脏重症监护室内有1名诊断为暴发性心肌炎的患者。医生确定ECMO辅助行高级生命支持治疗,ECMO护士立即启动流程,进行环路预充。

表16-4-1为ECMO预充核查单。

表16-4-1　ECMO预充核查单

□准　　备
·手卫生
·环境准备:环境洁净,符合无菌操作
·用物准备:ECMO相关设备有主机、离心泵、手摇离心泵、变温水箱、空氧混合器、体外循环套包、预充液体

□设备自检
·主机
·打开电源
·显示"VALV",主机自检通过
·零点定标,按管道夹闭按钮,根据显示调零
·变温水箱
·确认水位线
·打开电源显示"test ok"
·确认轮机转动
·温度设置键功能正常
·空氧混合器自检
·连接空气、氧气源
·调节氧浓度、气流量键

□环路预充
·将管路泵头连接的扎带扎紧,预充连接
·膜肺安装
·重力预充以排尽泵头的气体
·安装离心泵,机器预充以排尽环路的气体
·排尽侧支及膜侧孔的气体

□查检环路
·泵头环路无气泡、无异响
·膜肺无漏液
·各连接紧密

□连接辅助设备
·去除预充装置并旋紧各接口
·连接氧气管路
·连接变温水箱,预热

□设备自循环备用

第五节　V-A ECMO撤机核查单

医院情景：心脏重症监护室内,医生及护士对1名为暴发性心肌炎的患者进行床旁查体。患者的V-A ECMO低流量下循环稳定,心脏超声提示心功能较前改善,符合ECMO撤机标准。

表16-5-1为V-A ECMO撤机核查单。

表 16-5-1　V-A ECMO撤机核查单

☐ **总体改善评估**
- 引起心衰的因素去除或缓解,心脏功能已恢复或改善
- 已考虑因不同原因导致的心肌恢复所需的时间周期

☐ **初步进行血流动力学的评估(标准状态下)**
- 保持脉压差大于20mmHg至少24h,并未呈下降的趋势
- 保持MAP大于60mmHg至少24h,无或小剂量血管活性药物支持
- 无影响血流动力学心律失常发作
- 无严重的代谢失衡,乳酸≤2mmol/L

☐ **呼吸功能评估**
- 肺的自主氧合能力良好
- 正常或只需低水平保护性通气支持,如出现严重的肺功能受损,ECMO氧浓度为21%时,PaO_2/FiO_2小于100mmHg,考虑转为V-V ECMO

☐ **降阶梯评估(流量递减下的状态)**
- ECMO流量每日降低0.5~1.0L/min,观察以下指标,直至流量下降至标准流量的2/3或1/3
- 保持脉压差大于30mmHg至少24h
- MAP大于60mmHg,无或有小剂量血管活性药物输入
- 无影响血流动力学心律失常发作
- 代谢内环境稳定,乳酸≤2mmol/L
- 心脏超声左室射血分数≥30%,VTI≥10cm,TDSa≥6cm/s

☐ **心功能评估**
- ECMO(Flow:1/3CO)支持状态2h后
- 心超测量SV,计算CO
- LVEF≥30%,VTI≥10cm,TDSa≥6cm/s
- 右心功能良好

☐ **撤机试验评估**
- ECMO流量降低至1.0~1.5L/min,观察4~8h或更久
- 血流动力学呼吸指标波动幅度小于10%
- 患者自我能耐受,平静配合
- 血管活性药物低水平输入,未呈上调趋势
- 心超检查心脏左室射血分数≥30%,VTI≥10cm,TDSa≥6cm/s,并未呈下降趋势

☐ **满足上述评估进入撤机流程**

第六节　V-V ECMO撤机核查单

医院情景:心脏重症监护室内,医生及护士对1名为重症肺炎的患者进行床旁查体。患者原发病、胸片改善,V-V ECMO低流量下生命体征、血流动力学稳定,符合ECMO撤机标准。

表16-6-1为V-V ECMO撤机核查单。

表16-6-1　V-V ECMO撤机核查单

□总体改善评估
·肺部原发疾病、肺功能以及影像学改善
□初步评估氧合稳定(标准流量)
·插管患者:FiO_2<50%;PEEP≤10mmH$_2$O;P_{plat}≤25mmH$_2$O;f≤28次/分;PaO_2≥80mmHg;分钟通气量≤6~8mL/kg PBW;无呼吸费力,pH、$PaCO_2$符合临床指标
·无插管患者:PaO_2≥80mmHg;无创通气或面罩给氧≤6LPM;经鼻高流量≤40LPM且FiO_2≤30%
·代谢内环境稳定,乳酸≤2mmol/L
·循环稳定,灌注良好
□氧浓度降阶梯评估
·以20%的递减率将ECMO氧浓度减至21%
·维持满意的血气分析:SpO_2≥90%、PaO_2≥80mmHg、无呼吸费力,pH、$PaCO_2$符合临床指标
·血流动力学无明显变化
□气流量降阶梯评估
·以0.5~1.0L/min的速率将ECMO气流量减至1.0L/min
·在气流量每次减少时监测血气指标
·患者耐受,关闭气流量2~3h
·维持满意的血气分析:SpO_2≥90%、PaO_2≥80mmHg、无呼吸费力,pH、$PaCO_2$符合临床指标
·血流动力学无明显变化
□撤机试验评估
·确认关闭ECMO气流量/进气管道夹闭
·SpO_2≥90%,PaO_2≥80mmHg,无呼吸费力,pH、$PaCO_2$、SvO_2符合临床指标
·生命体征及血流动力学无明显变化
·患者情绪稳定,根据患者有无插管给予适当镇静
□满足上述评估进入撤机流程

第七节 ECMO患者转运核查单

医院情景：心脏重症监护室内，多学科中心团队决定将1名心衰终末期的心肌病患者转至ECMO区域中心进行后续治疗。

表16-7-1为ECMO患者转运核查单。

表 16-7-1 ECMO患者转运核查单

转运目的	
□获益>风险	
确认转运类型	
□一级ECMO患者转运　□二级ECMO患者转运　□三级ECMO患者转运　□院内ECMO患者转运	
□背景：转运前评估	
·与患者本人/家属沟通并获得其必要的许可/签字	
·与转诊机构预约/沟通，确认患者符合转运条件	
·确认最优的转运路线及移动运输设备	
□转运团队到位	
·分配团队组员的角色	·确保团队组员很好地协作来完成转运
□转运设备的物资准备	
·将ECMO设备调整为转运状态，手摇泵处于可操作的状态，移动电源、氧气源要足够的转运时长/延误的需求，ECMO环路套包备用	
·转运监护单元：监护仪、缆线、电源线	
·转运呼吸支持设备：呼吸机、管路、电源线、氧气筒、简易呼吸器、吸引器/耗材	
·转运输液支持设备：微量注射/输液泵、输液耗材	
·必要时有便携式超声设备	
□转诊机构出发前的确认	
·ECMO运行状态	·患者的各系统功能状态
·患者影像/检验的最新结果	·替换转运设备后患者维持稳定
·通知接诊机构预计到达的时间	
□转诊机构在患者出发前的准备	
·清理呼吸道分泌物	·夹闭非必须开放状态的引流管
·转运途中急救及患者使用的药物充足，必要时有血液制品	
·确保抢救所需的中心静脉通路在位通畅	·有效的镇静状态得到维持，妥善约束
·确认患者的所有的管路已被强化固定	·辅助检查前准备已完善
·按要求实施隔离措施	
□接诊机构准备	
·监护单元准备　　　·插管准备	·必要时有导管室、手术室、影像学准备
□转运完成后	
·继续实施患者的常规治疗护理	·转运设备、物品、药品消毒清洁归位并补充
·文书记录：转运过程及特殊事件	

参考文献

［1］汤姆·比彻姆,詹姆士·丘卓思.生命医学伦理原则［M］.李伦,译.北京:北京大学出版社,2014.

［2］ECMO导管维护技术规范(T/GDNAS003-2022)［S］.广东:广东省护理学会,2022.

［3］王瑜,时皎皎,常硕,等.成人体外膜肺氧合支持患者的营养支持治疗研究进展［J］.肠外与肠内营养,2022,29(5):304-309.

［4］成人体外膜肺氧合患者院内转运护理共识专家组.成人体外膜肺氧合患者院内转运护理专家共识［J］.中国临床医学,2021,28(4):716-723.

［5］血管导管相关感染预防与控制指南(2021版)［J］.中国感染控制杂志,2021,20(4):387-388.

［6］刘丹,金明月.重症医学科镇静、镇痛标准化护理方案的实施效果［J］.中国标准化,2022(20):267-269.

［7］孙建华,刘大为,王小亭,等.超声技术在重症护理领域中的应用进展［J］.中华护理杂志,2016,51(6):4.

［8］李青华,靳晨彦,王艳军,等.体外膜肺氧合治疗中镇静药物和镇静策略的研究进展［J］.中国医药科学,2022,12(22):46-49,71.

［9］杨向红.ECMO:V-A ECMO与V-V ECMO血流动力学的比较［C］.中华医学会第一届重症心脏全国学术大会暨第二届西湖重症医学论坛,2013.

［10］邹和建,陈晓阳.医学伦理学实践［M］.北京:人民卫生出版社,2014:36-37.

［11］闵苏,敖虎山.不同情况下成人体外膜肺氧合临床应用专家共识(2020版)［J］.中国循环杂志,2020,35(11):1052-1063.

［12］陈婧,姚杨,苗继荣,等.静脉-动脉体外膜肺氧合联合主动脉内球囊反搏对心源性疾病患者病死率的影响:Meta分析［J］.中华危重症医学杂志(电子版),2023,16(1):48-59.

［13］苗明月,张琳琳,周建新.体外膜肺氧合相关中枢神经系统并发症及防治策略［J］.首都医科大学学报,2021,42(6):956-960.

［14］金小娟,曾妃.清醒体外膜肺氧合患者的临床护理实践［J］.护理与康复,2020,19(2):41-43.

[15]金艳鸿,孙红,李春燕,等.《成人动脉血气分析临床操作实践标准(第二版)》解读[J].中国护理管理,2022,22(11):1601-1606.

[16]周伯颐,楼松,龙村,等.体外膜肺氧合联合主动脉内球囊反搏治疗对危重患者的影响[J].中国体外循环杂志,2018,16(1):12-15.

[17]赵学诚,张国强.重视成人ECMO中的伦理问题[J].中国急救医学,2021,41(7):613-616.

[18]赵路,任华亮,牛敬荣,等.集束化干预策略预防中心静脉导管相关性血流感染的临床研究[J].血管与腔内血管外科杂志,2021,7(2):209-213.

[19]侯剑峰,陈凯,唐汉韡,等.体外膜肺氧合与主动脉球囊反搏联合辅助救治心血管外科术后心原性休克:阜外医院单中心十一年经验总结[J].中国循环杂志,2019,34(1):66-71.

[20]俞晓梅,倪伟伟,夏明,等.体外膜肺氧合团队中护理人员的职能及发展现状[J].护理学杂志,2020,35(16):107-110.

[21]监测技术操作管理共识专家组.PICCO监测技术操作管理专家共识[J].中华急诊医学杂志,2023,32(6):724-735.

[22]倪崴莲,黄艳林,向洋,等.医院同质化管理策略在携体外膜氧合患者转运质量监控中的效果评价[J].护士进修杂志,2023,38(8):736-740.

[23]徐军,朱华栋,赵晓东,等.床旁超声在急诊体外膜肺氧合治疗中的应用推荐[J].中国急救医学,2020,40(12):1117-1128.

[24]盖玉彪,郭小靖,赵玉晓,等.体外膜肺氧合护理质量敏感指标体系的构建[J].中华急危重症护理杂志,2020,1(6):485-489.

[25]蒋国平,徐永山.体外膜肺氧合并发症的防治研究进展[J].浙江医学,2022,44(9):901-907.

[26]焦国慧,陈静瑜.从COVID-19中体外膜肺氧合的应用探讨呼吸支持高端医疗设备的研发监管挑战和应对策略[J].中国食品药品监管,2022(8):58-67.

[27]曾妃,金小娟,梁江淑渊,等.重症急性呼吸窘迫综合征患者行体外膜肺氧合联合改良式俯卧位通气治疗的护理[J].护理与康复,2021,20(5):37-39.

[28]詹庆元.人民卫生出版社[M].北京:人民卫生出版社,2022:44-47.

[29]ABRAMS D, MACLAREN G, LORUSSO R, et al. Extracorporeal cardiopulmonary resuscitation in adults: evidence and implications[J]. Intensive Care Medicine, 2022, 48(1):1-15.

[30]ASSMANN A, BECKMANN A, SCHMID C, et al. Use of extracorporeal circulation (ECLS/ECMO) for cardiac and circulatory failure —a clinical practice guideline level 3

［J］. ESC Heart Failure,2022,9(1):506-518.

［31］BARR J, FRASER G L, PUNTILLO K, et al. Clinical practice guidelines for the management of pain, agitation, and delirium in adult patients in the intensive care unit ［J］. Critical Care Medicine,2013,41(1):263-306.

［32］BASÍLIO C, FONTOURA A, FERNANDES J, et al. Cardiac tamponade complicating extracorporeal membrane oxygenation: a single-centre experience ［J］. Heart, Lung and Circulation,2021,30(10):1540-1544.

［33］BATEMAN R M, SHARPE M D, JAGGER J E, et al. 36th international symposium on intensive care and emergency medicine: brussels, belgium. 15-18 March 2016［J］. Crit Care,2016,20(Suppl 2):94.

［34］BEIN T, BRODIE D. Understanding ethical decisions for patients on extracorporeal life support［J］. Intensive Care Medicine,2017,43(10):1510-1511.

［35］BIBLER T M, ZAINAB A. Withdrawing extra corporeal membrane oxygenation (ECMO) against a family's wishes: three permissible scenarios ［J］. Journal of Heart and Lung Transplantation,2023.

［36］BOHMAN J K, RATZLAFF R A, DEMARTINO E S, et al. Approach to adult extracorporeal membrane oxygenation patient selection ［J］. Critical Care Medicine, 2020,48(5):618-622.

［37］BOVIN M J, KIMERLING R, WEATHERS F W, et al. Diagnostic accuracy and acceptability of the primary care posttraumatic stress disorder screen for the diagnostic and statistical manual of mental disorders (fifth edition) among us veterans［J］. JAMA Network Open,2021,4(2):e2036733.

［38］BURKHOFF D, SAYER G, DOSHI D, et al. Hemodynamics of mechanical circulatory support［J］. Journal of the American College of Cardiology,2015,66(23):2663-2674.

［39］CARRASCO G, BAEZA N, CABRÉ L, et al. Dexmedetomidine for the treatment of hyperactive delirium refractory to haloperidol in nonintubated ICU patients: a nonrandomized controlled trial［J］. Critical Care Medicine,2016,44(7):1295-1306.

［40］CHEN W C, HUANG K Y, YAO C W, et al. The modified SAVE score: predicting survival using urgent veno-arterial extracorporeal membrane oxygenation within 24 hours of arrival at the emergency department［J］. Critical Care (London, England), 2016,20(1):336.

［41］CHO S M, CANNER J, CHIARINI G, et al. Modifiable risk factors and mortality from ischemic and hemorrhagic strokes in patients receiving venoarterial extracorporeal membrane oxygenation: results from the extracorporeal life support organization registry [J]. Critical Care Medicine, 2020, 48(10): e897-e905.

[42] CLARK J D, BADEN H P, BERKMAN E R, et al. Ethical considerations in ever-expanding utilization of ecls: a research agenda [J]. Frontiers in Pediatrics, 2022, 10: 896232.

[43] CUCCHI M, MARIANI S, DE PIERO M E, et al. Awake extracorporeal life support and physiotherapy in adult patients: a systematic review of the literature [J]. Perfusion, 2023, 38(5): 939-958.

[44] DEBACKER J, TAMBERG E, MUNSHI L, et al. Sedation practice in extracorporeal membrane oxygenation-treated patients with acute respiratory distress syndrome: a retrospective study [J]. ASAIO J, 2018, 64(4): 544-551.

[45] DELLAVOLPE J, BARBARO R P, CANNON J W, et al. Joint society of critical care medicine-extracorporeal life support organization task force position paper on the role of the intensivist in the initiation and management of extracorporeal membrane oxygenation [J]. Critical Care Medicine, 2020, 48(6): 838-846.

[46] DEMARTINO E S, BRAUS N A, SULMASY D P, et al. Decisions to withdraw extracorporeal membrane oxygenation support: patient characteristics and ethical considerations [J]. Mayo Clinic Proceedings, 2019, 94(4): 620-627.

[47] DENNIS M, LAL S, FORREST P, et al. In-depth extracorporeal cardiopulmonary resuscitation in adult out-of-hospital cardiac arrest [J]. Journal of the American Heart Association, 2020, 9(10): e016521.

[48] DEVLIN J W, SKROBIK Y, GÉLINAS C, et al. Executive summary: clinical practice guidelines for the prevention and management of pain, agitation / sedation, delirium, immobility, and sleep disruption in adult patients in the ICU [J]. Critical Care Medicine, 2018, 46(9): 1532-1548.

[49] DRESEN E, NAIDOO O, HILL A, et al. Medical nutrition therapy in patients receiving ECMO: evidence-based guidance for clinical practice [J]. Journal of Parenteral and Enteral Nutrition, 2023, 47(2): 220-235.

[50] DRESEN E, NAIDOO O, HILL A, et al. Medical nutrition therapy in patients receiving ECMO: evidence-based guidance for clinical practice [J]. Journal of Parenteral and Enteral Nutrition, 2023, 47(2): 220-235.

[51] ERICSSON A, FRENCKNER B, BROMAN L M. Adverse events during inter-hospital transports on extracorporeal membrane oxygenation [J]. Prehospital Emergency Care,

2017,21(4):448-455.

[52]FERRIE S,HERKES R,FORREST P. Nutrition support during extracorporeal membrane oxygenation（ECMO）in adults:a retrospective audit of 86 patients[J]. Intensive Care Medicine,2013,39(11):1989-1994.

[53] FRIED J A, MASOUMI A, TAKEDA K, et al. How I approach weaning from venoarterial ECMO[J]. Critical Care,2020,24(1):307.

[54]GAJKOWSKI E F,HERRERA G,HATTON L,et al. ELSO guidelines for adult and pediatric extracorporeal membrane oxygenation circuits[J]. ASAIO J,2022,68(2):133-152.

[55] GAJKOWSKI E F, HERRERA G, HATTON L, et al. ELSO guidelines for adult and pediatric extracorporeal membrane oxygenation circuits [J]. ASAIO J, 2022, 68 (2): 133-152.

[56] GANNON W D, STOKES J W, BLOOM S, et al. Safety and feasibility of a protocolized daily assessment of readiness for liberation from venovenous extracorporeal membrane oxygenation[J]. Chest,2021,160(5):1693-1703.

[57]GRANDIN E W,NUNEZ J I,WILLAR B,et al. Mechanical left ventricular unloading in patients undergoing venoarterial extracorporeal membrane oxygenation[J]. Journal of the American College of Cardiology,2022,79(13):1239-1250.

[58]GUGLIN M,ZUCKER M J,BAZAN V M,et al. Venoarterial ECMO for adults:JACC scientific expert panel[J]. Journal of the American College of Cardiology,2019,73(6):698-716.

[59]GUGLIN M,ZUCKER M J,BAZAN V M,et al. Venoarterial ECMO for Adults [J]. Journal of the American College of Cardiology,2019,73(6):698-716.

[60]HA M A,SIEG A C. Evaluation of altered drug pharmacokinetics in critically ill adults receiving extracorporeal membrane oxygenation[J]. Pharmacotherapy,2017,37(2):221-235.

[61] HAHN J, YANG S, MIN K L, et al. Population pharmacokinetics of intravenous sufentanil in critically ill patients supported with extracorporeal membrane oxygenation therapy[J]. Critical Care,2019,23(1):248.

[62]HEUER J F, MIRSCHEL M, BLECKMANN A, et al. Interhospital transport of ARDS patients on extracorporeal membrane oxygenation[J]. Journal of Artificial Organs:the Official Journal of the Japanese Society for Artificial Organs,2019,22(1):53-60.

[63]HODGSON C L,BURRELL A J C,ENGELER D M,et al. Core outcome measures for research in critically ill patients receiving extracorporeal membrane oxygenation for

acute respiratory or cardiac failure: an international, multidisciplinary, modified delphi consensus study [J]. Critical Care Medicine, 2019, 47(11): 1557-1563.

[64] How should ECMO initiation and withdrawal decisions be shared? [J]. AMA Journal of Ethics, 2019, 21(5): E387-393.

[65] HUANG D, XU A, GUAN Q, et al. Venoarterial extracorporeal membrane oxygenation with intra-aortic balloon pump for postcardiotomy cardiogenic shock: a systematic review and meta-analysis[J]. Perfusion, 2023, 38(1): 142-149.

[66] HUANG Y T, JIANG H Y, LI C M, et al. Improve the completion rate of ECMO placement assistance for nurses in the NICU[J]. Journal of Nursing, 2023, 70(1): 70-77.

[67] JARDING E K, FLYNN MAKIC M B. Central line care and management: adopting evidence-based nursing interventions [J]. Journal of Perianesthesia Nursing: Official Journal of the American Society of PeriAnesthesia Nurses, 2021, 36(4): 328-333.

[68] KARPASITI T. A narrative review of nutrition therapy in patients receiving extracorporeal membrane oxygenation[J]. ASAIO J, 2022, 68(6): 763-771.

[69] KIM D H, CHO W H, SON J, et al. Catastrophic mechanical complications of extracorporeal membrane oxygenation[J]. ASAIO J, 2021, 67(9): 1000-1005.

[70] KIM S, JEONG S K, HWANG J, et al. Early enteral nutrition and factors related to in-hospital mortality in people on extracorporeal membrane oxygenation [J]. Nutrition, 2021, 89: 111222.

[71] LABIB A, AUGUST E, AGERSTRAND C, et al. Extracorporeal life support organization guideline for transport and retrieval of adult and pediatric patients with ECMO support[J]. ASAIO J, 2022, 68(4): 447-455.

[72] LABIB A, AUGUST E, AGERSTRAND C, et al. Extracorporeal life support organization guideline for transport and retrieval of adult and pediatric patients with ECMO support[J]. ASAIO J, 2022, 68(4): 447-455.

[73] LANG C N, KAIER K, ZOTZMANN V, et al. Cardiogenic shock: incidence, survival and mechanical circulatory support usage 2007-2017-insights from a national registry [J]. Clinical Research in Cardiology: Official Journal of the German Cardiac Society, 2021, 110(9): 1421-1430.

[74] LEE A E, MUNOZ E, AL DABBOUS T, et al. Extracorporeal life support organization guidelines for the provision and assessment of nutritional support in the neonatal and pediatric ECMO patient [J]. ASAIO J, 2022, 68(7): 875.

［75］LI Y，YAN S，GAO S，et al. Effect of an intra-aortic balloon pump with venoarterial extracorporeal membrane oxygenation on mortality of patients with cardiogenic shock：a systematic review and meta-analysisdagger［J］. Eur J Cardiothorac Surg，2019，55（3）：395-404.

［76］LÜSEBRINK E，STREMMEL C，STARK K，et al. Update on weaning from veno-arterial extracorporeal membrane oxygenation［J］. Journal of Clinical Medicine，2020，9（4）：992.

［77］MACGOWAN L，SMITH E，ELLIOTT-HAMMOND C，et al. Adequacy of nutrition support during extracorporeal membrane oxygenation［J］. Clinical Nutrition，2019，38（1）：324-331.

［78］MACHADO D S，GARROS D，MONTUNO L，et al. Finishing well：compassionate extracorporeal membrane oxygenation discontinuation ［J］. Journal of Pain and Symptom Management，2022，63（5）：e553-e562.

［79］MASSART N，CAMUS C，NESSELER N，et al. Multiple-site decontamination to prevent acquired infection in patients with veno-venous ECMO support［J］. Annals of Intensive Care，2023，13（1）：27.

［80］MCMICHAEL A B V，RYERSON L M，RATANO D，et al. 2021 ELSO adult and pediatric anticoagulation guidelines［J］. ASAIO J，2022，68（3）：303-310.

［81］MELNIKOV S，FURMANOV A，GOLOLOBOV A，et al. Recommendations from the professional advisory committee on nursing practice in the care of ECMO-supported patients ［J］. Critical Care Nurse，2021，41（5）：e1-e8.

［82］MUNSHI L，WALKEY A，GOLIGHER E，et al. Venovenous extracorporeal membrane oxygenation for acute respiratory distress syndrome：a systematic review and meta-analysis［J］. Lancet Respiratory Medicine，2019，7（2）：163-172.

［83］MYERS G J，VOORHEES C，EKE B，et al. The effect of diprivan（propofol）on phosphorylcholine surfaces during cardiopulmonary bypass—an in vitro investigation ［J］. Perfusion，2009，24（5）：349-355.

［84］NAPP L C，KÜHN C，HOEPER M M，et al. Cannulation strategies for percutaneous extracorporeal membrane oxygenation in adults［J］. Clinical Research in Cardiology：Official Journal of the German Cardiac Society，2016，105（4）：283-296.

［85］PAN Y，LI Y，LI Y，et al. Fatigue of red blood cells under periodic squeezes in ECMO ［J］. Proceedings of the National Academy of Sciences of the United States of America，2022，119（49）：e2210819119.

[86] RAFFAELI G, ALLEGAERT K, KOCH B, et al. In vitro adsorption of analgosedative drugs in new extracorporeal membrane oxygenation circuits[J]. Pediatric Critical Care Medicine: A Journal of the Society of Critical Care Medicine and the World Federation of Pediatric Intensive and Critical Care Societies, 2018, 19(5): e251-e258.

[87] RAMANATHAN K. Ethical challenges of adult ECMO[J]. Indian Journal of Thoracic and Cardiovascular Surgery, 2021, 37(Suppl 2): 303-308.

[88] RILEY J B, SAMOLYK K A. Development of the adult ECMO specialist certification examination [J]. J Extra Corpor Technol, 2020.

[89] ROUX P, MENON D K, CITERIO G, et al. Consensus summary statement of the international multidisciplinary consensus conference on multimodality monitoring in neurocritical care: a statement for healthcare professionals from the neurocritical care society and the european society of intensive care medicine[J]. Neurocrit Care, 2014, 21 (Suppl 2): S1-S26.

[90] SCHMIDT M, BAILEY M, SHELDRAKE J, et al. Predicting survival after extracorporeal membrane oxygenation for severe acute respiratory failure: the respiratory extracorporeal membrane oxygenation survival prediction (RESP) score[J]. American Journal of Respiratory and Critical Care Medicine, 2014, 189(11): 1374-1382.

[91] SCHMIDT M, BURRELL A, ROBERTS L, et al. predicting survival after ECMO for refractory cardiogenic shock: the survival after veno-arterial-ECMO (SAVE)-score[J]. European Heart Journal, 2015, 36(33): 2246-2256.

[92] SCHMIDT M, ZOGHEIB E, ROZÉ H, et al. The preserve mortality risk score and analysis of long-term outcomes after extracorporeal membrane oxygenation for severe acute respiratory distress syndrome[J]. Intensive Care Medicine, 2013, 39(10): 1704-1713.

[93] SCHOU A, MØLGAARD J, ANDERSEN L W, et al. Ethics in extracorporeal life support: a narrative review [J]. Critical Care, 2021, 25(1): 256.

[94] SHEKAR K, FRASER J F, SMITH M T, et al. Pharmacokinetic changes in patients receiving extracorporeal membrane oxygenation[J]. Journal of Critical Care, 2012, 27 (6): 741.e9-18.

[95] SOROKIN V, MACLAREN G, VIDANAPATHIRANA P C, et al. Choosing the appropriate configuration and cannulation strategies for extracorporeal membrane oxygenation: the potential dynamic process of organ support and importance of hybrid modes: choosing the appropriate configuration and cannulation strategies [J]. European

Journal of Heart Failure, 2017, 19:75-83.

[96] STAHL K, SCHENK H, KÜHN C, et al. Extracorporeal membrane oxygenation in non-intubated immunocompromised patients[J]. Critical Care, 2021, 25(1):164.

[97] SUVEREIN M M, SHAW D, LORUSSO R, et al. Ethics of ECPR research [J]. Resuscitation, 2021, 169:136-142.

[98] TONNA J E, ABRAMS D, BRODIE D, et al. Management of adult patients supported with venovenous extracorporeal membrane oxygenation (V-V ECMO): guideline from the extracorporeal life support organization (ELSO)[J]. ASAIO J, 2021, 67(6):601-610.

[99] VALLABHAJOSYULA S, O'HORO J C, ANTHARAM P, et al. Concomitant intra-aortic balloon pump use in cardiogenic shock requiring veno-arterial extracorporeal membrane oxygenation. Circ Cardiovasc Interv, 2018, 11(9):e006930.

[100] WANG D, CHAO V, YAP K H, et al. Does concurrent use of intra-aortic balloon pumps improve survival in patients with cardiogenic shock requiring venoarterial extracorporeal membrane oxygenation?[J]. Interact Cardiovasc Thorac Surg, 2020, 30(2):312-315.

[101] WRISINGER W C, THOMPSON S L. Basics of extracorporeal membrane oxygenation [J]. The Surgical Clinics of North America, 2022, 102(1):23-35.

[102] YU X, GU S, LI M, et al. Awake extracorporeal membrane oxygenation for acute respiratory distress syndrome: which clinical issues should be taken into consideration [J]. Frontiers in Medicine, 2021, 8:682526.